KB260912

환자가 중심이 되는 의료미학으로 가는 길

임종영성
프로그램

The Program of Well-Dying
Divinity

김근하 의학박사 / 자연의학박사
임병식 한의학박사 / 자연의학박사

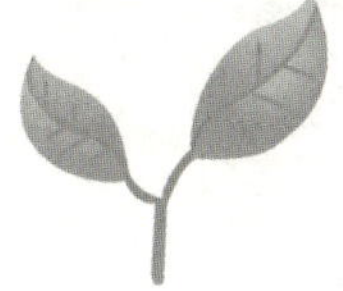

The Way to Patient-Centered Aesthetic Medical Treatment.

Promoting excellence and recognizing diversity in death education,

care of the dying, grief counseling and research in thanatology.

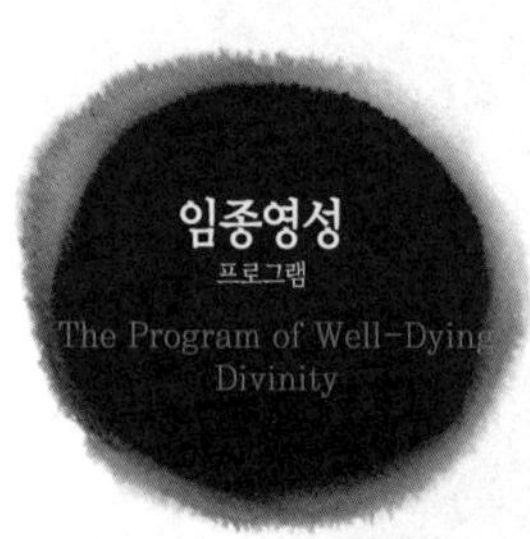

초판 2쇄 인쇄 2010. 11. 20.
초판 2쇄 발행 2010. 11. 24.

지은이 · 김근하 · 임병식
펴낸이 · 김순희
펴낸곳 · 해피데이

서울특별시 금천구 독산동 1000-7
전화 · 895-7731 / 팩스 · 892-7247
등록 · 제18-154호 2004.1.12.

ISBN 978-89-91078-19-2 03510
잘못된 책은 바꾸어 드립니다.

환자가 중심이 되는 의료미학으로 가는 길

임종영성
프로그램

The Program of Well-Dying Divinity

김근하 의학박사 / 자연의학박사
임병식 한의학박사 / 자연의학박사

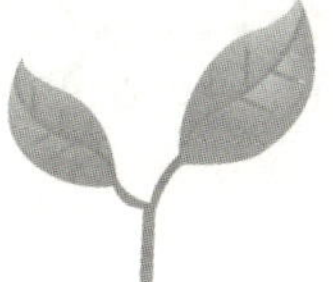

The Way to Patient-Centered Aesthetic Medical Treatment.

Promoting excellence and recognizing diversity in death education,

care of the dying, grief counseling and research in thanatology.

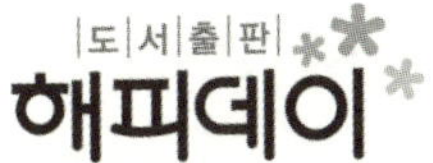

|도|서|출|판|
해피데이

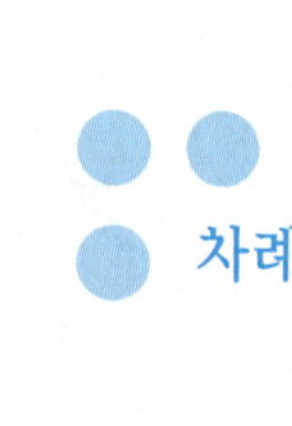

차례

c·o·n·t·e·n·t·s

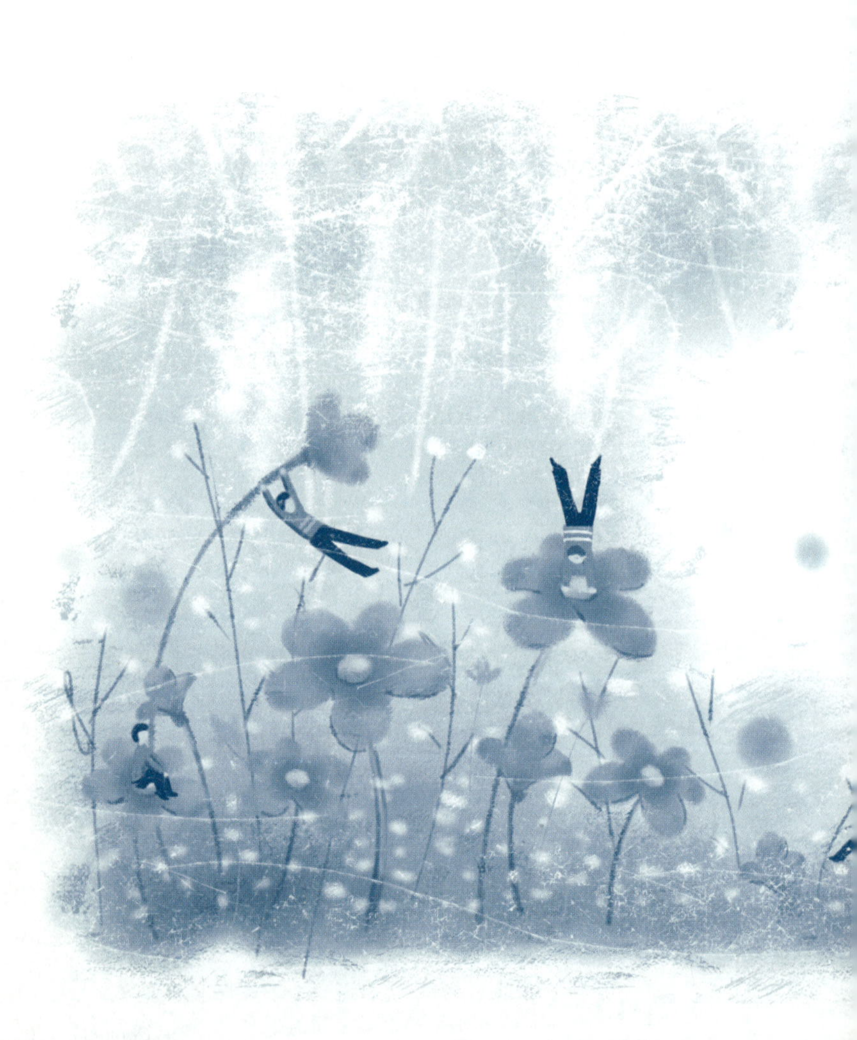

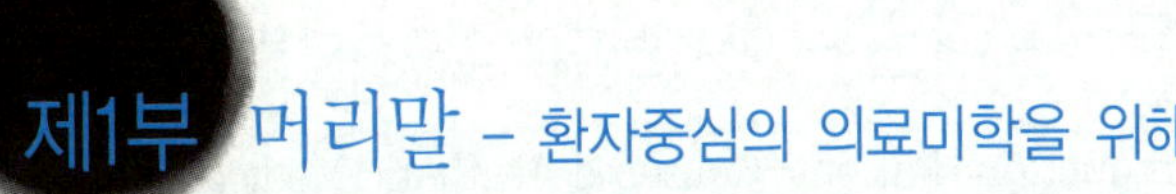

제1부 머리말 – 환자중심의 의료미학을 위해

Introduction–Patient-Centered Aesthetic Medical Treatment

제1부 머리말 – 환자중심의 의료미학을 위해

Introduction–Patient–Centered Aesthetic Medical Treatment

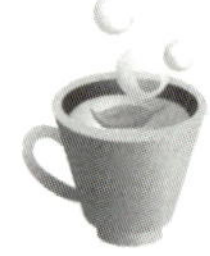

지금 이 시간에도 수많은 환자들이 이름 모를 병동에서 그의 생명을 보듬고 남겨진 시간 앞에 자신의 존재와 생명의 의미, 만남의 의미, 관계의 의미를 생각하며, 무엇이 진정 참다운 자신의 모습인지 그 알음알이를 하고 있습니다. 그러나 오늘의 의료 환경은 환자의 삶과 죽음의 실존적인 문제를 의학의 주제와 범주로 삼기에는 너무나 거리가 있는 상황입니다. 어떻게 보면 환자에게서 건강과 행복은 질병이 낫느냐 낫지 않느냐에 따라 좌우되는 것이 아니라, 현재 환자의 상황을 있는 그대로 용납하며 질병이 주는 의미를 되새기고 자신의 삶을 성찰하는 것인지도 모릅니다. 그동안 부정하였던 자신과 삶을 이제 다시 긍정하고 심미적으로 바라보며 질병과 더불어 살아가는 조화로운 삶이 어쩌면 더 건강한 삶인지도 모르겠습니다.

현대 의료는 질병과 병리학적인 주제에 중심을 두고 있습니다. 그러나 진정한 건강의 의미는 살아가는데 불편함을 느끼지 않고 사회생활을 할 수 있는 상태이며, 어떤 의미에서는 질병을 받아들이는 법을 배우고 그 질병이 허용하는 한 그 질병과 더불어 사는 방법을 터득하는 것입니다. 더 나아가 질병을 앓고 있는 사람이 질병이 자신의 삶에서 어떤 의미가 되며, 무엇을 말해 주는가에 대한 물음과 반성이 오히려 더 건강한 존재의 의미가 될 것입니다. 이는 질병을 앓는 사람에게 스스로 그런 질문을 던지는 것이 질병으로부터 상실된 그의 삶을 근원적으로 다시 회복하는데 도움이 되기 때문입니다.

따라서 의자는 환자의 삶에 장애가 되는 '무엇인가를 제거해 버리는' 것이 아니라 환자의 적응 과정을 돕고, 환자로 하여금 인간적 · 사회적 · 직업적 · 가족적 삶의 순환 속으로 다시 들어갈 수 있도록 돕는 일이 의자의 본원적인 자세일 것입니다.

따라서 의자는 환자의 질병을 보기 전에 그 질병이 의미하는 언어적인 의미가 무엇인지 보다 심미적인 관점에서 바라보아야 할 것이며, 환자 또한 자신의 몸에서 나타나는 고통과 아픔의 진정성이 어디 있는지 내면적 본성을 성찰할 수 있는 자세가 되어야 할 것입니다. 그리고 의자는 질병과 증후로 표현된 환자의 숨겨진 진실이 무엇인지 그것을 온전히 드러낼 수 있도록 노력을 해야 할 것입니다. 왜냐하면 몸에 나타나는 고통이나 질병, 그리고 증후는 소외되고 억눌린 우리의 자아와 본성이 다시 회복하고자하는 몸의 언어이기 때문입니다.

만약 의자가 환자를 단순히 기술적이고 임상적인 입장에서 질병을 바라본다면, 의자는 현재 질병을 앓고 있는 환자의 근원적인 문제 즉 질병을 가능하게 한 그의 삶의 방식과 인간관계의 중요한 부분을 놓치게 됩니다. 인간을 단순히 임상적 증거와 기술로 접근한다는 것은 곧 그들을 정교하게 조작한다는 것을 의미하며, 또 처치의 방법론에 의거해서 그들에게 접근한다는 것은 곧 그들을 물화(物化)시켜서 바라본다는 뜻입니다. 어쩌면 인간을 하나의 물화로 만들어 접근하는 치료과정은 생명에 대한 결례라고 할 수 있습니다. 생명은 삶의 연속체이며 물화를 넘어 외부환경과의 유기적인 관계와 교섭을 통해서 생명이 유지되는 자율적 구현체이기 때문입니다.

그동안 죽음에 대한 해석의 문제는 이미 여러 학자들에 의해서 제

기되었습니다. 즉 지금까지 죽음에 대한 문자적 개념분석에서 탈피하여 살아있는 사람이 어떻게 죽음을 맞이하는지, 그리고 죽음을 맞이하면서 어떤 실존적 고민을 하고 있는지, 그리고 죽음을 맞이하면서 이들이 체험하는 다양한 정서들, 예를 들면 고통·불안·외로움·영성적 자각·행복·관계회복·자신의 존재됨의 발견·환희 등을 발견하고 이것의 의미를 재해석함으로써 죽음이 인간의 또 다른 영적 성장의 한 기회임을 주장하는 해석들이 서구를 비롯한 동양의 학자들에 의해서 발표되기도 하였습니다.

집필자들도 죽음에 대한 기존의 개념적 해석의 방법보다는 '임종'이라는 살아있는 사람이 죽음을 맞이하는 실존적 행위의 방식에 더 초점을 맞추어 해석함으로써 죽음, 곧 임종이 한 개인이 생명을 마감하면서 온전한 영적 성장이 되는 것을 확인했습니다. 그래서 의학도 이제는 신체적 치료에 안주할 것이 아니라 이들의 영적인 안식의 문제까지 보장해 주어야 진정한 의료미학이 될 수 있다고 봅니다. 이제 저희 집필자는 그동안 요양병원에서 임종 환자들을 케어 하면서 이들을 대상으로 실행하였던 임종영성프로그램을 소개하고 이를 통해 우리 의료계에도 이제 임종프로그램의 확산을 통해 새로운 환자중심의 의료미학적 환경이 조성되었으면 하는 바람에서 임종영성프로그램

매뉴얼을 거칠게나마 만들어보았습니다.

아직 국내 • 외에서 임종프로그램에 대한 소개가 부재한 상태이기에 한국 의료 환경에 쉽게 접목할 수 있는 방법론들을 모색해 보았습니다. 물론 이의 과정에는 그동안 임종프로그램에 대한 연구와 강의, 요양병원에서의 실행하였던 임종영성프로그램에 대한 시행착오와 이에 대한 보완과 검증을 통해 겨우 그 얼개를 구성한 것입니다.

임종환자에 대한 무리한 수술과 약물요법은 자칫 남아있는 환자의 삶마저 잃어버리게 할 수 있습니다. 임종에 임하는 많은 사람들의 후회와 실수는 자신의 질병과 고통을 자신의 영성과 깨달음, 자신의 본성을 자각하고 발견하는 데 사용하지 않고 병을 고쳐야만 한다고 생각하여 거기에 집중한 것이 가장 슬프다고 고백하는 경우가 많습니다. 임종은 우리가 우리모습 그대로 자신을 진실로 보고 살 수 있는 마지막 기회이자 기로라고 봅니다. 따라서 신체의 파국(Catastrophe), 임종은 우리가 인간임을 그리고 우리의 존재가 진정 무엇인지 깨닫게 해 주는 영적 성장의 한 과정임을 알 수 있습니다. 이러한 의미에서 임종은 치유와 깊은 관련이 있습니다. 치유의 초점은 질병에 있는 것이 아니라 환자의 삶의 질, 생활의 기술, 삶의 존재방식의 문제에 더 초점을 두기 때문입니다. 따라서 현대의학으로 더 이상 치료할 수 없는 상황에서는 환자에게 남아있는 시간을 보장해주는 것도 의자의 성숙된 전문 의료 영역에 속합니다.

　임종은 개별적 생명체가 개체적 껍질을 벗어나 더 높은 영적 진화와 성숙을 위한 거룩한 과정입니다. 죽음의 순간에 환자는 내밀한 마음의 본성을 드러냅니다. 이 때 환자의 감정과 고통, 자아에 대한 집착은 사라지며, 빛나는 순수자각만이 광대하고 티 없이 밝게 빛나는 하늘처럼 드러나는 것입니다. 습관화되고 마음이 만들어 낸 거짓된 자아와 집착을 내려놓을 수 있는 순간이 바로 죽음이 주는 마지막 선물이기도 합니다. 이 순간이 바로 진정한 자신의 본성을 만나는 순간이며 소중한 기회가 됩니다. 즉 삶과 죽음을 아우르는, 우주에 가득한 사랑의 마음을 자각하고 생명의 근원인 우주와 비로소 하나가 되는 것입니다.

　그들은 지금 많은 것을 요구하고 있지 않습니다. 단지 따뜻한 손으로 만져주기를 갈망하고, 환자가 아니라 건강한 사람들처럼 대해주기를 원합니다. 눈을 들여다보고 부드럽게 메시지를 전하며 팔로 받혀주고, 같은 리듬으로 천천히 호흡하기만 해도 위안을 받을 정도로 영혼이 예민하게 깨어있는 분들입니다.

임종프로그램은 환자 스스로 생명의 의미, 존재의 의미, 질병의 의미를 인지하고 지나온 과정을 성찰하여 남아있는 삶의 의미와 일상의 소중함을 깨달아 남아있는 자들과의 관계회복 그리고 자신의 존재의미 발견, 축복 속에서의 떠남과 헤어짐을 통해 평안히 생명을 마무리하는 과정입니다. 그리고 테레사 수녀가 이야기하였듯이 임종은 인간의 마지막 영적 성장의 기회입니다. 임종프로그램은 질병과 죽음보다는 질병을 앓고 있는 환자의 주체적인 인식과 존재방식, 그리고 죽음을 맞이하는 그의 삶의 방식에 더 큰 초점을 맞추고 있습니다.

따라서 우리는 임종환자의 생명 앞에 어떤 자세와 태도가 필요한지, 깊이 심오한 성찰이 있어야 할 것입니다. 임종직전에 환자의 마음을 고요히 유지시켜 주는 것은 절대적으로 중요합니다. 평온한 죽음은 실제로 본질적인 인간의 권리로서 투표권이나 사회정의보다 훨씬 중요하다고 할 수 있습니다. 남겨진 시간 앞에서, 그를 어루만져 주며, 그래도 삶은 의미 있는 것임을 깨닫게 함으로써 생과 진실하게 대면할 수 있도록, 그리고 이 길은 절대 혼자가 아님을 인지하게 하여 관계를 회복하고 새로운 영적성장의 기회를 제공합니다. 죽음을 잘 맞이할 수 있도록 도와주는 것보다 더 훌륭한 의학의 성숙은 없다고 봅니다.

이제 환자는 의자에게 있어서 과학기술의 일반적인 지식을 적용할 수 있는 하나의 '사례'(case)로서 다루어져서는 안 된다고 생각합니다. 환자는 사례로서 다루어질 수 있는 대상이 아니고, 이해의 대상이며 함께 질병에 대해 대화하고 치료에 참여하는 존재입니다. 특히 시간이 얼마 남지 않은 임종환자에 대해서는 더 그렇습니다.

거칠게 구성된 작은 책이지만 이 땅의 많은 의자들, 환우 그리고 가족들이 임종이 임하는 환우들에게 어떻게 도움이 될 수 있는지 조금이나마 도움이 되었음 하는 바람입니다.

집필자 : 김 근하, 임 병식

Ⅰ. Introduction – Patient–Centered Aesthetic Medical Treatment

Even now, countless patients in thousands of hospitals are struggling to find out their true nature by questioning their own meaning of existence, life and relationship. However, medical treatment today cannot take existential problems of patient's death and life into a medical subject. True health and happiness of a patient might not depend on the cure of a disease, but on the recognition of the disease and self-examination followed by the awareness of the meaning of life. It would be much healthier for patients if they view things positively although it would be hard for them to do so. Modern medical treatment focuses on disease and pathology. However, the true purpose of health is to help a person live his daily life without any inconvenience and accept his health condition and learn how to live along with it. Furthermore, questioning and self-reflection of a patient to inquire what his disease signifies in his life will help him have a healthier meaning of existence. It is because inquiring those questions to himself helps him restore the lost parts of his life, which was gone astray by the disease.

Thus, a doctor should not just eliminate something that obstructs the patient's life, but help him get adapted to a changed environment andget back into his humane, social and professional life cycle. In order to do that, the doctor should look at an aesthetic meaning of disease, rather than a linguistic and intellectual meaning of it. Also, the patient should have responsibility to self-examine his internal nature to find out the sources of his pain and suffering. After that, the doctor should work on revealing the patient's hidden nature and truth which is expressed by the disease and symptoms because those are the expression of our bodies caused by marginalized and suppressed ego.

If a doctor tries to cure his patient only in a technical and clinical way, he will miss the critical problems that caused the disease, which are his life style and relationship with people around him. Approachinga patient only with simple clinical evidence and technique means manipulating the patient elaborately. Dealing with the patient according to methodology means treating a human as an object, not as a human being. A treatment that treats a human being as anobject could be recognized as a discourtesy toward life. Beyond being just an object, life is the continuum of existence and is an independent element that has an organic relationship with the environment.

From the past, problem of interpreting death hasbeen brought up by numerous scholars. Various emotions such as agony, anxiety, loneliness, spiritual-awareness, happiness, restoration of relations, self-discovery and joy at the last minute were the interpretation of western and eastern scholars and they claim the death is a chance for another growth of spirit.

We also interpreted death not just with existing conceptual

or verbal method, but as an existential action in which a man meets his death and experiences an intact growth of spirit. Consequently, in medical science, we should focus not only on patient's physical treatment, but also on his spiritual rest and that will be the aesthetic medical treatment.

The authors of this book have written this book based on our experiences of treating dying patients at long term hospital and Well-Dying Divinity program that we practiced. We hope that this book can help build a new patient-centered aesthetic medical treatment in our modern medical community.

Since there is a lack of information about Thantology in both national and international aspects, we tried to come up with methodology that we could easily approach in medical environment in South Korea. We organized it with researches and lectures of Well-Dying , trials and errors of Well-Dying program carried out at the long term hospital, and supplementation and verification for the error.

Excessive operation and medication might take away the remaining life of a patient. We have seen many patients say that spending their time only on curing disease, not on recognizing their spirit and nature is the most regrettable mistake they have made. We define death as the last chance to see ourselves with a pure and neutral view. Therefore, death is part of the process that lets us realize meaning of existence and the fact that we are human beings. In this sense, death is deeply related to healing. The point of healing must be on improving the quality of a patient's life, life style of a patient and the meaning of existence for him, rather than his disease. Thus, in a situation where the modern medical science cannot heal patient's disease, guiding a patient to have meaningful time is also one of the categories of mature medical treatments.

Death is a holy process that individual life gets out of its shell for a higher and advanced spiritual evolution and growth. At the end of his life, a patient reveals his inner or true nature. At that moment, his emotion, pain and obsession toward his conscience vanish, and his genuine self-consciousness is left as the vast, shining sky. The moment that lets him to put down his own-made false conscience and obsession is the last present from the death. This moment is the precious time as we meet our true nature. In other words, this time brings life and death together, lets one to aware the fullness of love in the universe and helps him become one with the universe.

A patient does not demand a lot from his doctor; they just want the doctor to treat him with amiability. Their spirits are very sensitive; they feel consolation by looking into the doctor's eyes, having conversation with him, and breathing with same rhythm beside him.

Well-Dying is a process which lets patient to find meaning of life, existence and disease so they can self-examine their past and realize what is precious in his daily life. This also makes patients to restore their relationship with others and end their lives in peace with blessings by people. As Mother Theresa said, "Death is the last opportunity for spirit growth."Well-Dying focuses much more on a patient's mind, self-awareness, and the way to face death.

Therefore, we have to learn what kind of mind and attitude we should have when we are facing a dying patient. It is very important to calmly hold dying patient's heart. As a right of human being, dying with peace is far more important than the right of vote or of social justice. In front of remaining times, we have to let them face their lives and guide them to restore their relationships so they can grow in spirit and recognize that they are not alone on this journey. There is no medical science which is more mature than guiding patients to meet their death in peace.

A patient should not be treated as a 'case' which a doctor can apply a modern, medical and scientific technique anymore. A patient is not a 'case', but is a participant of a treatment who needs understanding and conversation, especially when he is about to die.

We sincerely hope this book can guide many patients, families and doctors to learn how to help those patients who are facing death.

Authors : GeunHa Kim & ByungSik Lim

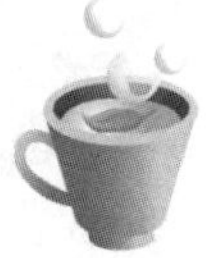

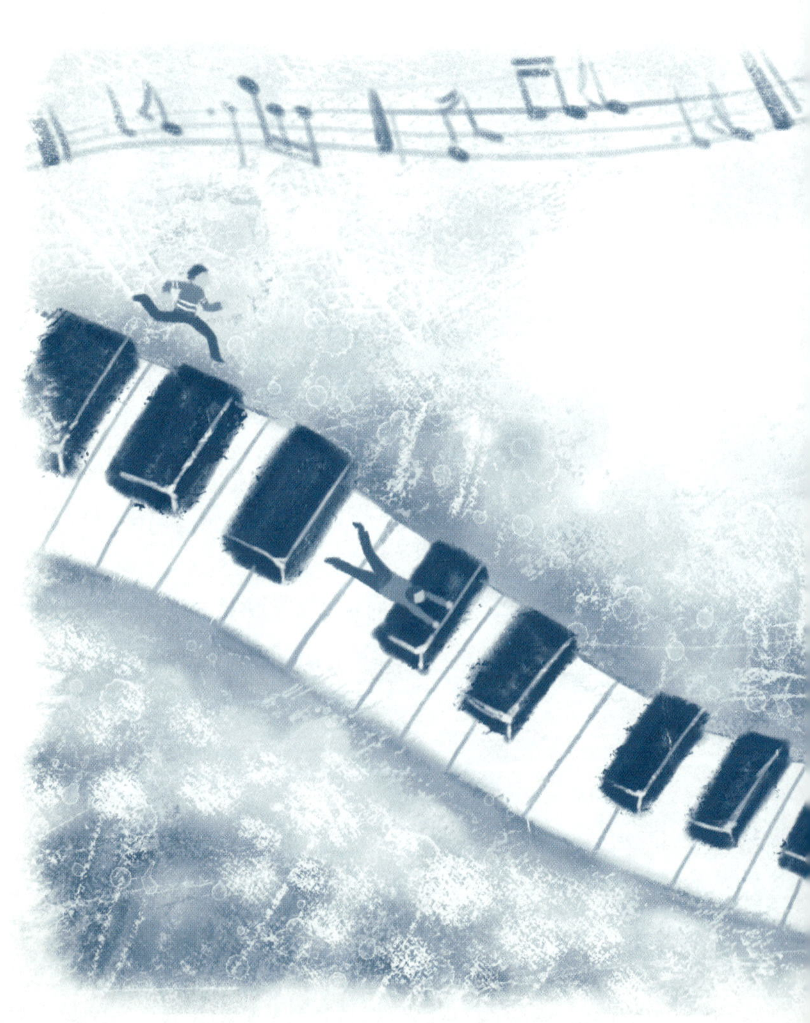

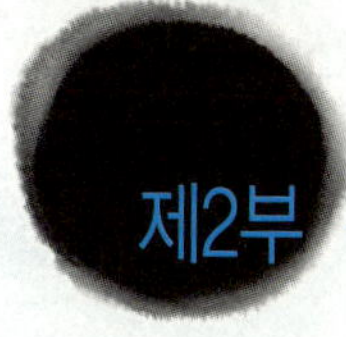

제2부 평온하고 품위 있는 임종영성프로그램

Well-Dying with Peace and Dignity

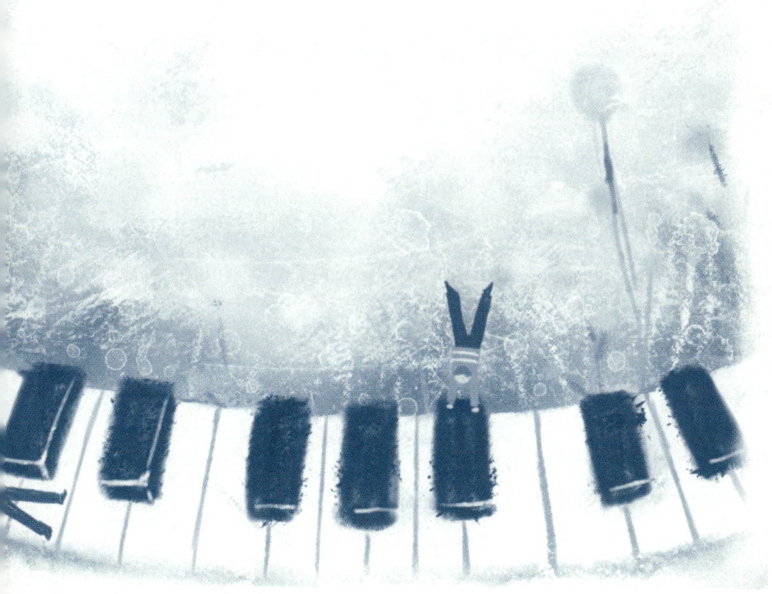

제2부 평온하고 품위 있는 임종영성프로그램

Well-Dying with Peace and Dignity

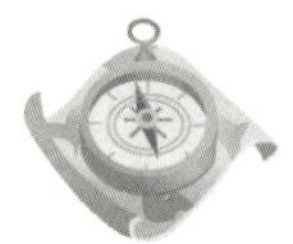

임종과 관련한 프로그램들은 요양병원에서 임종을 맞이하는 환자를 대상으로 한 것으로, 병리학적인 접근보다는 환자의 삶과 인간관계, 인식의 문제를 근원적으로 재조정하여 질병을 통해 삶과 생명, 만남, 관계의 의미를 자각함으로 치유에 이르게 하는 프로그램들이다. 특히 말기 환자의 경우 질병과 투쟁하기보다는 남아있는 환자의 삶을 심미적인 관점에서 접근하여 임종과정에 있어서 영적 성장의 기회를 제공하며, 환자를 둘러 싼 환경, 즉 가족, 이웃, 의자, 삶의 관계를 온전히 연결하고 올바른 관계가 형성 되도록 이끌어 주어 환자중심의 의료미학이라고 할 수 있다.

An Well-Dying Program is for inpatients with terminal condition. An Well-Dying Program concerns not only patients' pathological status but also their psychological problems from personal relations and mental status so that they recognise meanings of their lives and relationships. By this care, patients can improve their self-healing ability. Especially in the case of terminal cancer patients, this care helps them approach to their own lives from an aesthetic point of view rather than fight against disease. By doing so, they can have an opportunity to achieve spiritual growth. An Well-Dying Program is a patient centred care by which patients will be able to rebuild their relationships with family, friends and their own lives.

제1장 임종영성프로그램에서 죽음의 의미

임종영성프로그램에서는 환자의 죽음에 있어서 죽음 그 자체의 문제보다는 환자가 어떤 존재로 있는가에 더 관심이 있다. 즉 질병이나 죽음에 관심이 있는 것이 아니라 그의 남아 있는 생명과 살아있는 현재, 이 순간 남아있는 시간을 어떻게 누리고 자신의 존재의미를 발견하느냐에 더 관심을 가진다. 그리고 이러한 과정을 통해 환자를 둘러싼 인간관계를 회복하고 떠나는 자와 남는 자, 함께한 자들이 임종을 통해 생명과 사랑, 관계, 존재의 의미를 발견하고 깨달아가는 과정에 더 초점을 맞춘다.

깨달아 간다는 의미는 다른 사람이 아닌 자기 자신의 인생을 사는 것을 의미한다. 갑자기 더 행복해지거나 부자가 되거나 강해지는 것이 아니라 세상을 더 깊이 이해하고 자기 자신과 더 평화롭게 지내는 것을 의미한다. 삶의 배움을 얻는다는 것은 삶을 완벽하게 만드는 것이 아니라, 있는 그대로 삶을 받아들일 줄 알게 되는 것이다. 죽음과 싸우는 사람을 보고 있으면, 자신이 누구인가를 알기 위해서는 진정한 자신이 아닌 것들을 모두 벗어던져야 한다는 것을 알게 된다. 죽음을 눈앞에 둔 사람을 보면 우리는 더 이상 그의 실수, 잘못, 질병들을 바라보지 않는다. 오직 '그 사람'만 보일 뿐이다. 삶의 마지막 순간이 가까워 오면 사람들은 더 진실해지고, 정직해지고, 더 진정한 자신이 되기 때문이다.

따라서 임종영성프로그램에서는 죽음을 맞이하는 환자가 더 적극적으로 자신의 생명과 존재의 의미, 관계를 치유해나갈 수 있도록 영적 성장을 제공하는데 관심을 가진다. 그래서 임종영성프로그램은 마지막 임종환자의 생명 앞에 어떤 자세와 태도가 필요한지, 깊이 심오한 성찰이 있어야 한다고 강조한다. 죽기 직전에 죽어가는 사람의 마음을 고요히 유지시켜 주는 것이 절대적으로 중요하다. 평온한 죽음은 실제로 본질적인 인간의 권리로서 투표권이나 사회정의보다 훨씬 중요하다. 남겨진 시간 앞에서, 그를 어루만져 주며, 그래도 삶은 의미 있는 것임을 생명과 진실하게 대면할 수 있도록 해주며 절대 혼자가 아님을 일깨워 자신의 본성을 회복할 수 있도록 일깨워주는 것이 임종영성프로그램에서 죽음을 바라보는 태도이다.

제2장 임종과정에서 환자가 진정으로 바라는 것들

　　병원에서 근무하다보면 의자들이 놓치기 쉬운 것들이 있다. 즉 의자들은 질병치료에만 집중한 나머지 질병을 앓고 있는 환자의 내면과 그의 삶의 과정을 간과할 때가 많다. 어쩌면 질병치료는 질병 그 자체의 문제라기보다는 그 질병을 앓고 있는 사람의 마음과 주변의 일상적인 삶을 들어주고 대화를 하는 것이 보다 근본적인 치료가 될 수 있을 것이다. 실제로 환자는 자신의 존재를 깨지기 쉬운 유리 조각이 아닌 온전한 인간으로 봐주길 바랍니다. 사랑과 자비심이 아닌 동정의 눈빛으로 바라보는 것이 아니라 살아 있는 보통 사람으로 있는 그대로 대해주기를 원하며, 그들의 삶 속에 포함시켜 주길 바라고 있다. 그리고 환자는 자신의 남겨진 시간이 얼마나 남았는지, 그리고 자신의 건강상태가 어느 정도인지 알고 싶어 합니다. 질병을 앓으며 아파서 고통 받고 있는 사람은 환자 자신임에도 불구하고 질병과 건강 상태에 대한 정보는 차단되어있는 경우가 많다. 만일 용기를 내어서 환자에게 정보를 공유한다면 환자는 자신에게 가장 적절한 치료와 치유가 무엇인지 결정을 내릴 수 있으며, 남은 삶을 잘 마무리 짓고, 자신이 떠난 후에도 가족들이 잘 살 수 있도록 준비할 수 있을 것입니다.

또 환자는 자신의 진실한 내면의 눈을 봐주길 원합니다. 찬찬히 환자
의 눈을 바라보며 그 너머의 진실 된 느낌을 볼 수 있기를 바랍니다.
또는 따뜻하게 안아주거나 친구처럼 어깨를 토닥거려 주거나, 손을
잡아주고, 혹은 부드럽게 얼굴을 어루만져 주기를 원합니다. 사랑은
터치이다. 생명은 따뜻한 손길입니다. 환자가 원하는 것은 크고 화려
한 것이 아니라 그냥 함께 있어주는 것만으로 만족하는 가난한 마음
을 가지고 있다. 게슈탈트 심리학 연구자이자 임종학자인 크리스틴
롱가커(Christine Longaker)는 임종환자들이 진정으로 바라는 것이
무엇인지 다음과 같이 서술하고 있다.

1) 환자는 자신의 존재를 깨지기 쉬운 유리 조각이 아닌 온전한 인
   간으로 봐주길 바란다. 사랑과 자비심이 아닌 동정의 눈빛으로
   바라보는 것이 아니라 살아 있는 보통 사람으로 있는 그대로 대
   해주기를 원하며, 그들의 삶 속에 포함시켜 주길 바란다.

2) 환자는 있는 그대로 치유자의 감정과 마음을 정직하게 드러내
   길 원한다. 힘들게 하거나, 두렵거나 슬프면 정직하게 말해 주
   길 원한다. 임종환자에게서 신경전이나, 서로의 감정을 숨길 시

간이 더 이상 남아있지 않기 때문이다. 찾아온 문병인, 혹은 친척, 치유사[1]와 앉아서 겉도는 얘기만 할 땐 정말 많은 외로움을 느낀다. 왜냐하면 지금 이 순간 질병을 앓고 있는 환자는 그 누구보다 질병과 생명과 삶 앞에 깨어있기 때문이다. 진정한 생명과 만남, 관계의 의미를 확인하고 싶은 것이다.

3) 환자는 환자 자신의 감정에 충실할 수 있도록, 있는 그대로의 모습을 받아들이고, 그날그날 생리적 변화에 따라 변하는 모습을 그대로 인정받기를 원한다. 함께 같이 슬퍼하고 아파하고 울 사람이 있다는 것만으로도 큰 치유가 된다.

4) 만일 과거에 서로 사이가 좋지 않는 관계가 있다면 서로 인정하는 것부터 시작하기를 원한다. 지난 일을 들추어 잘잘못을 따지려는 것이 아니라, 단순히 지난날의 잘못을 인정함으로써 서로를 용서하고 놓아주고 싶은 것이다. 이렇게 마음을 열지 않으면 만날 때마다 풀지 않은 과거에 대해 마음이 불편하기 때문이다.

---

1) 본문에서 사용하는 '임종치유사' 의 용어는 의자와 환자의 중간매개역할을 하며 환자의 조력자로, 환자의 주체적 각성이 일어날 수 있도록 환자의 내면을 성찰하고 환자 스스로 인간다움의 자세를 확립할 수 있도록 유도하는 사람을 말한다. 그리고 치유사는 호스피스와 달리 환자의 적극적인 영성치유와 신체적 치유가 일어날 수 있도록 자연의학 및 보완, 대체, 통합 의학적 관점에서 제반 치유프로그램을 기획하고 운영하는 사람을 의미한다.

죽음은 모든 것을 내려놓는 과정이다. 이미 지난 과거의 잘못을 충분히 자각하고 있고, 상처를 준 것에 대해 죄책감을 느끼고 있으며, 이 모든 것들을 시인하고 미안하다고 말할 수 있도록 개방된 마음을 서로 허락하는 것이 중요하다. 그러면 새로 다시 만나고 남은 시간을 의미 있게 진정 자신의 존재에서 즐겁게 보낼 수 있을 것이다.

5) 환자는 방문을 원한다. 만약 방문한다고 해놓고 늦게 오거나, 오지 않으면 그 서운함은 상상도 못할 것이다. 누군가가 방문한다는 사실 하나만으로도 큰 고통을 견딜 수 있는 힘이 된다. 진정으로 사랑하고, 있는 그대로의 나를 받아주는 친구와 보내는 매 순간은 마치 고독하고 끔찍한 존재에 따뜻한 불빛을 비추는 것과 같다.

6) 환자는 자신의 진실한 내면의 눈을 봐주길 원한다. 이 세상과 저 너머의 세상을 가늠하며 모든 것을 초탈하며, 삶을 관조하는 눈길을 바라봐주길 원한다. 찬찬히 눈을 바라보면 그 너머의 진실 된 느낌을 볼 수 있기를 바란다. 또는 따뜻하게 안아주거나

친구처럼 어깨를 토닥거려 주거나, 손을 잡아주고, 혹은 부드럽게 얼굴을 어루만져 주기를 원한다. 사랑은 터치이다. 생명은 따뜻한 손길이다. 환자가 원하는 것은 크고 화려한 것이 아니라 그냥 함께 있어주는 것만으로 만족하는 가난한 마음을 가지고 있다.

7) 의학은 질병에 관심이 있지 환자에게 관심이 없다. 따라서 환자는 가끔 사람이 아니라 병 그 자체나 물건같이 느껴질 때가 있다. 따라서 우리는 질병을 앓고 있는 환자의 인간성과 내면에 더 주목할 필요가 있다. 환자의 고통은 질병에서 오는 것보다. 자신의 개인적인 느낌과 감정에서 오는 것이 더 많다. 따라서 관심과 사랑과 인간적인 접근이 환자의 고통을 완화시켜 줄 수 있다.

8) 환자의 주된 걱정은 본인의 건강상태이겠지만 또한 사랑하는 사람들에게 어떤 영향을 미칠까 하는 두려움도 있다. 자신의 변화된 현실과 무거운 책임감 때문에 그들은 어쩔 줄 몰라 하고, 버거워하며 외로울 수 있으며 그들의 미래는 어떻게 되는지, 자

신이 떠난 후 그들은 어떻게 이겨낼 것인지, 힘든 일을 혼자 겪게 하고 떠나는 것 같아 마음이 아프고 무거운 것이다. 따라서 환자의 가족이 상담 받을 수 있게 도와주고, 격려해주고, 그들의 요구와 슬픔을 들어줄, 현실적인 방법으로 도와줄 수 있는 제도적 장치가 있다면 그들은 안심하고 떠날 수 있을 것이다.

9) 환자와 작별하는 것은 모두에게 힘들다. 떠나는 자와 보내는 자가 서로 보내고 떠나지 못할 때, 떠나는 자는 더욱 힘들다. 죽음이 문턱에 들어섰을 때조차 죽음을 부정하려고만 한다면, 환자는 더 힘들게 느낀다. 더 살고는 싶지만 더 이상 이겨낼 힘이 없다. 모든 힘이 다 소진되었을 때 더 힘을 내라고 죽음과 맞서 싸우라고 재촉하면 환자의 마음은 더 무거워진다. 오히려 지금까지 지내온 것을 격려하고 축복해주고, 일어나는 모든 일을 받아들이기를 원한다. 만약 혼수상태이거나 끔찍한 고통 속에 있더라도 이젠 떠나도 괜찮다고, 따스한 소망과 용기와 함께 놓아보낸다고 말해주길 원한다.

10) 말기환자의 신체적 변화는 마치 갓 태어난 유아의 상태와 같

다. 따라서 옛날의 자신의 건강한 모습을 기대하거나 연약한 자신의 모습을 무시한다면 두려움과 수치를 느끼게 된다. 그러나 죽음에 한 걸음 한 걸음 다가갈수록 완전히 의존적으로 될 수밖에 없다는 것을 깨닫고 이해하여 주기를 원한다. 아무리 사소한 것일지라도 환자 스스로 돌보는 걸 도와준다면 닥쳐오는 큰 변화에 더 잘 참아낼 수 있을 것이다. 그리고 환자 자신을 두려움이나 혐오의 대상으로 인정받는 것을 싫어한다. 그래서 환자는 가벼운 신체접촉, 시선 마주치기, 유머와 놀이, 음악 혹은 노래, 기도와 영적수행 함께하기, 사랑스럽고 긍정적인 생각전하기 등으로 서로 교감하기를 원한다.

11) 환자는 자신의 치료과정을 함께 공유하기를 원한다. 마치 환자가 없는 양 머리 맡에서 소곤거리지 말고 직접 말해 주기를 원한다. 환자가 자신의 의자를 분명히 밝힐 수 있을 때 치료에 관한 환자의 소망이 무엇인지 물어봐 주기를 원한다. 그리고 그러한 의견을 문서화하고 전달이 잘 될 수 있도록 존중해 주기를 원한다.

12) 환자는 자신의 남겨진 시간이 얼마나 남았는지, 그리고 자신의 건강상태가 어느 정도인지 알고 싶어 한다. 질병을 앓으며 아파서 고통 받고 있는 사람은 환자 자신임에도 불구하고 질병과 건강 상태에 대한 정보는 차단되어있는 경우가 많다. 만일 용기를 내어서 환자에게 정보를 공유한다면 환자는 자신에게 가장 적절한 치료와 치유가 무엇인지 결정을 내릴 수 있으며, 남은 삶을 잘 마무리 짓고, 자신이 떠난 후에도 가족들이 잘 살 수 있도록 준비할 수 있을 것이다.

13) 환자의 고통은 아무도 환자가 되어보지 않고서는 알 수 없다. 그러나 의식불명의 상태가 될 정도로 진통제로 완화하기를 원하지 않고 있다. 마지막 몇 주 남은 인생과 가족들과 즐기기 위해, 그리고 영성 회복을 위해 약간의 통증이 있더라도 의식이 깨어있기를 원한다.

14) 환자가 말을 잘 못 알아듣거나 아예 말조차 할 수 없어도 환자는 계속 대화해주기를 원한다. 겉으로 보이는 혼수상태에서도 환자는 병실 내의 주위 사람들이 말하는 것과 행동하는 것을

온전히 자각하고 때론 그들이 무엇을 생각하고 있는지 의식하고 있다. 우리의 이야기를 듣고 심지어 환자와의 관계의 깊이까지 느끼고 있다. 이 때 환자의 심적 상태는 외롭고 두렵지만 언제나 우리의 사랑과 신뢰를 원한다.

15) 환자는 치유사가 늘 깨어있으며 유머스럽고 세밀하고 평온하며 따뜻한 눈길을 가지길 원한다. 이러한 치유사는 환자의 작은 느낌과 소망을 잘 인식할 수 있기 때문이다.

16) 치유사의 진심어린 기도와 쾌유의 마음, 진실한 모습은 환자의 영적 평온함과 용기를 제공한다. 상황이 점점 악화되어도 포기하지 말고 환자를 둘러 싼 친구 가족, 친척들의 관계가 모두 치유, 회복되기를 원한다. 죽음은 관계를 치유할 수 있는 순간이며, 이 순간 죽음을 맞이하는 자나 죽음을 바라보는 자의 마음이 가장 예민하게 겸허하게 용납할 수 있는 시간이다.

17) 환자가 가장 소망하는 것은 일상으로의 회복이다. 자신이 친숙하게 생활하고 느끼던 생활방식을 가장 동경하고 그리워하는

것이다. 친구를 만나서 수다 떠는 일, 가족과 음식을 만들고 나누던 일, 기념일 맞이해서 오랜만에 외출과 식사와 기념 촬영과 커피와 농담들, 정겨운 화단의 식물들, 음악, 잠자리, 편지, 일기, 사진들, 아름다운 자연의 변화와 바람, 오솔길 산책, 심지어 가벼운 다툼을 하는 부부의 모습에서도 정겨운 느낌을 갖는다. 살아있다는 안도감만으로도 그 어떤 것도 모두 할 수 있고 아름답게 보일 것이다. 환자는 병원의 분위기가 자신의 집처럼 다정하기를 원한다. 죽기 전까지 대부분의 시간을 병원에서 보내야하더라도 적어도 마지막 며칠은 집에 갈 수 있게 도와준다면 얼마나 행복할까. 친숙한 환경 속에서 가족들과 친구들의 간호를 밤새도록 받을 수 있다면 얼마나 마음이 평안할까.

18) 환자는 인생의 의미, 존재의 의미, 관계의 의미, 만남의 의미, 생명의 의미를 알고 싶어한다. 자신의 삶을 되돌아 면서 후회한 일과 관계에서 상처를 주었던 일, 이기적이고 상대방을 무시했던 일을 용서받고 다시 순수한 자신의 모습으로 보여 지기를 원한다. 그리고 실수투성이 인생이지만 그래도 좋은 일과 도움을 주었던 일들을 기억하고 격려받기를 원한다. 인간은 자

신의 존재의미를 타인에게 인정받는 데서 찾아지기 때문이다.

19) 많은 사람들이 죽어가는 환자 곁에서 초조하고 무슨 말을 어떻게 해야 할지 모를 때가 많다. 그러나 환자는 가장 인간적인 태도를 보여주길 원한다. 두려움, 진심어린 슬픈 감정을 서로 나누고 힘든 시간을 같이 이겨내고, 서로에 대한 깊은 신뢰를 쌓으면, 편안히 삶을 놓아버리고, 평정심과 열린 마음으로 죽음을 맞이할 수 있을 것이다.

20) 환자는 죽어가면서도 자신의 존재의의미를 확인받고 싶어 한다. 아무 것도 할 수 없는 상황일지라도 환자가 할 수 있는 긍정적인 일이 남아 있다는 것을 확인받고 싶어 한다. 특히 환자 자신의 삶이 이웃에게 어떤 영향을 미쳤는지, 혹은 죽음을 맞이하는 자신의 모습이 죽음을 바라보는 사람들에게 어떤 영향을 주었는지, 그리고 존재의 가장 본질적인 부분인 내면의 고요와 평안, 선함에 이를 수 있기를 원한다. 자신의 마지막 모습이 누군가에게 의미가 되고 도움이 되기를 원한다. 특히 삶과 죽음의 의미와 통찰을 선물로 주고 싶어 한다. 이는 죽음을

맞이할 수 있는 자만이 남겨진 자에게 줄 수 있는 선물이다.

21) 환자는 앞으로 다가오는 죽음에 대해 두려움도 있지만 한편으로 마음이 평온하고 심지어 앞으로의 모험에 설레기도 한다. 따라서 죽음 이후에 어떤 세상에 어떻게 경험하던지 환자는 평온하고 행복하기를 원한다. 따라서 보내는 자는 떠나는 자를 위해 좋은 곳으로 가서 영원한 행복과 평안을 누릴 수 있도록 기도해주기를 원한다.

22) 환자는 임종 시 사랑스럽고 평온한 영적 분위기 속에서 죽음을 맞이할 수 있기를 원한다. 그리고 다정함과 진심어린 기도, 잘 가기를 바라는 마음, 그리고 편안히 놓아 보내주기를 원한다.[2]

---

2) 크리스틴 롱가커(Christine Longaker) 저, 조원현 역『죽음 앞에서 만나는 새로운 삶』(Facing Death and Finding Hope), 계명대학교 출판부(2006) 인용.

제3장 면역치유력이 생기게 하는 관심과 사랑

임종환자에 대해서는 의자가 치유에 도움을 줄 수는 있지만 사실은 환자의 신념체계와 몸이 스스로 자신의 병을 치료하는 것이다. 따라서 환자에게는 질병으로 이제까지 불신하였던 자신의 몸을 다시 믿고 신뢰하도록 하는 것이 중요하다. 몸을 신뢰하지 못하는 데 어떻게 그 몸이 다시 건강해 질 수 있기를 바랄 수 있겠는가! 그리고 자신의 몸이 스스로 치료를 잘 감당할 수 있도록 반드시 나을 수 있다는 신념을 굳건히 가지도록 독려하고 나쁜 감정으로 몸을 상하지 않도록 관리한다면 분명히 치유하리라 생각한다.

그동안 환자를 돌보면서 알게 된 것은 약물과 식사와 감정은 즉각적으로 면역력에 영향을 미치며 교육과 운동과 절제된 삶은 당장은 효과가 없지만 지속적인 영향을 끼친다는 사실이다. 따라서 이미 면역력이 현저히 저하되어 있거나, 면역력을 떨어뜨리는 치료를 병행중인 환자라면 면역력을 더 떨어뜨릴 수 있는 사소한 상황조차도 매우 위험하기 때문에 각별히 주의를 해야 한다. 현재는 면역력이 너무 떨어져 있어 이전에는 능히 감당할 수 있던 스트레스 상황조차도 심각한 면역력저하와 병의 악화를 초래할 수 있는데 가정에서의 식사와 감정부분이 매우 중요한 변수이다. 특히 주의해야할 것은 병문안을 올 때나 외식을 할 때, 그리고 환자와의 친밀한 관계를 위해 식사와 감정을 주고받을 때에도 면역력에 즉각적인 영향을 준다는 사실을 유념해서 사랑하는 가족이 투병 중에 좋은 영향을 받을 수 있도록 신경을 써야 한다. 특히 감정적인 부분은 모두 관계성에서 비롯되는데 이 감정적 영향은 다른 영향과는 달리, 영향을 받는 즉시 몸에 좋은 영향도 혹은 나쁜 영향도 줄 수 있는 매우 강력한 면역학적 요소이다.

따라서 건강한 관계성과 환경은 치료를 위해 약이나 식사보다 더 긴급하게 요구되는데 만약 상황이 허락하지 않는다면 환자에게 감정적 악영향을 줄 수 있는 관계성과 지나친 책임에서만이라도 벗어날 수 있도록 최우선적으로 허락해 주어야 한다. 더 나아가 주변 환경까지 건강한 곳으로 바꾸어 준다면 더 좋은 예후를 가질 수 있을 것이다. 따라서 환자의 건강을 위해 환자의 감정을 배려해 주어야 한다. 가능한 한 환자와 친밀하여 심리적인 부담이 없는 분이 보호자로 적절하며, 치료받는 동안에는 가능한 한 치료에 부정적인 영향을 미칠 수 있는 말을 전화나 직접대화로써 나누지 않아야 한다.

모든 병이 다 어렵지만 특별히 임종에 가까운 환자의 경우 특별한 치료방법이 있다고 할 수 없고, 어느 정도의 기간 동안 치료를 열심히 하면 좋아질 것이란 섣부른 판단을 할 수 없으며 생명을 연장해 주겠다는 말을 할 수 있는 사람은 더더구나 없다. 단지 남은 평생 동안 면역력을 최대한 증강시키는데 주력하면서 건강에 좋은 원칙은 최선을 다하여 자신 몸에 관한한 스스로 책임 있게 건강한 삶을 설계할 수 있도록 도와주는 것이 가장 중요하다.

다음은 면역에 지대한 영향을 주는 감정적 유발 조건을 보면 다음과 같다.

1. 환자의 감정적 부분에서 면역력이 떨어지는 상황

- 인정받지 못하고 있다고 느낄 때

- 보호받고 있다고 느끼지 못할 때

- 자신에게 너무 많은 책임이 주어져 있다고 느낄 때

- 원치 않는 일을 요구받고 있다고 느낄 때

- 체력적으로 자신이 감당하기에는 일이 너무 힘들다고 느낄 때

- 자신의 힘든 현실을 아무도 알아주거나 ,배려해 주지 않는다고 느낄 때

- 상황이 꽉 막혀 벗어날 방법이 전혀 없다고 느낄 때

- 일체의 희망이 보이지 않고 절망적이라고 느낄 때

- 무엇하나 재미있는 것이 없다고 느낄 때

- 가족에게 부담이 될 뿐 스스로 더 이상 가치 없는 존재라고
  느낄 때

- 자신이 할 수 있는 일이 아무것도 없다고 느낄 때

- 절망적인 말을 들었을 때

- 걱정하는 말을 들었을 때

- 자신이 너무 지쳤다고 느끼는데 위로에 앞서 이겨야 한다는
  부담감을 주는 말을 들을 때

- 가족 사이에서 환자자신의 치료방법에 관한 문제로 의견대립
  이 생길 때

- 가족들이 환자자신이 원하지 않는 방법으로 치료할 것을 종
  용한다고 느낄 때 등이다.

2. 환자의 면역력이 좋아지는 감정상황

- 가족이나 병원 직원들이 자신을 위해 배려해주고 있다고 느
  낄 때

- 사랑을 많이 받고 있다고 느낄 때

- 자신이 부당하게 많이 지고 있다고 느끼던 책임에서 상당부

분 자유로워졌다고 느낄 때

● 진심이 담긴 희망이 될 수 있는 말을 들었을 때

● 진심이 담긴 위로가 될 수 있는 말을 들었을 때

● 하고 싶은 것을 하도록 세심하게 배려 받았을 때

● 자신의 치료에 적합한 환경에 있다고 느낄 때

● 자신의 체질과 병증에 맞는 좋은 음식을 제공받고 있다고 느
  낄 때

● 신나게 웃었을 때

● 적당한 운동으로 기분이 좋을 때

● 대가성이 없는 상대로부터 순수한 환대와 사랑을 받았을 때
  / 진심어린 축복의 말과 기도를 받았을 때 등이다.

이처럼 환자 자신이 스스로 책임져야할 것 이외에도 서로간의 관계에서 오는 부분이 매우 많은 것을 알 수 있다. 특히 감정적인 부분은 다 관계성에서 비롯되는데 이 감정적 영향은 다른 영향과는 달리 영향을 받는 즉시 몸에 좋은 영향도 혹은 나쁜 영향도 줄 수 있는 매우 강력한 면역학적 요소이다. 따라서 건강한 관계성과 환경은 치료

를 위해 약이나 식사보다 더 긴급하게 요구되는데 만약 상황이 허락하지 않는다면 환자에게 감정적 악영향을 줄 수 있는 관계성과 지나친 책임에서만이라도 벗어날 수 있도록 최우선적으로 허락해 주어야한다. 더 나아가 주변 환경까지 건강한 곳으로 바꾸어줄 수 있다면더 좋다.

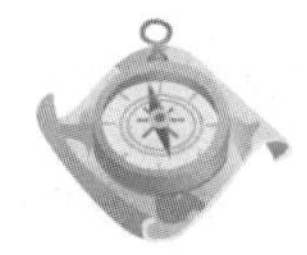

제4장 의자와 환자의 관계

　임종프로그램은 환자 스스로 생명의 의미, 존재의 의미, 질병의 의미를 인지하고 지나온 과정을 성찰하여 남아있는 삶의 의미와 일상의 소중함을 깨달아가는 과정이다. 더 나아가 남아있는 자들과의 관계회복, 자신의 존재의미 발견, 축복 속에서의 떠남과 헤어짐을 통해 평안히 생명을 마무리함으로써 마지막 영적 성장의 기회를 제공하기도 한다. 또 환자를 둘러 싼 환경, 즉, 가족, 이웃, 의자, 삶의 관계를 온전히 연결하고 올바른 관계가 형성 되도록 이끌어 주어 죽음을 평안하게 맞이할 수 있도록 하는 과정이다.

　따라서 임종프로그램은 질병과 죽음보다는 질병을 앓고 있는 환자의 주체적인 인식과 존재방식, 죽음을 맞이하는 그의 삶의 방식에 더 큰 초점을 맞추고 있다. 환자를 하나의 ‘사례’ 로서가 아니라 구체적인 총체성을 갖는 하나의 인간으로 대하며, 신체와 영혼을 동시에 고려해야 한다. 그래서 임종프로그램을 운용하는 임종치유사는 자신의 생각과 입장에서 프로그램을 무리하게 진행하는 것이 아니라, 임종을 맞이하는 환자의 입장에서 그의 내면에 실려 있는 참다운 인간의 본성을 드러낼 수 있도록 하여야 한다.

따라서 임종환자에 있어서 의자와 임종치유사가 할 수 있는 일이란 무리한 약물요법이나 처방, 프로그램의 운용이 아니라 환자의 내면에 깃든 영성을 드러내어 자신의 참다운 모습을 발견할 수 있도록 해야 한다. 이러한 과정이 전개될 때 그동안 등한시하고 방관만 했던 환자의 죽음 문제가 이제 의료미학과 깊은 연관이 있음을 알게 된다.

따라서 환자의 평온하고 품위 있는 죽음을 유도하려면 무엇보다도 임종치유사와 환자의 관계가 무엇보다도 중요하다. 이는 임종프로그램 운용에 있어서 중요한 점이 프로그램 운용의 테크닉이 아니라 임종치유사와 환자 사이의 인간적인 교감과 관계에 있음을 말하는 것이다.

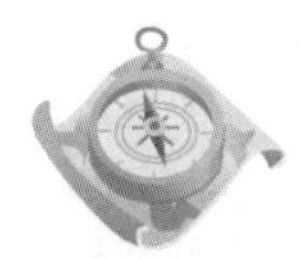

제5장 임종치유사들의 자세와 역할

　임종치유사와 환자와의 관계가 종속적이거나 의존적 관계는 좋은 대화나 치유를 기대할 수 없다. 진정한 대화란 상대방이 그 나름의 본성을 잃지 않으면서 그의 내면에 있는 능동성(환자자신의 참여)을 일깨울 수 있는 기회를 만들어 내야 한다. 인간은 혼자서 존립할 수 없다. 임종을 맞이하는 환자의 참여 그리고 임종치유사와 환자의 관계는 임종프로그램을 통해 환자의 죽음이 환자의 영성회복에 결정적인 역할을 하며 이것이 확대되면 이상적인 의료미학의 한 영역을 점유하리라 본다.[3]

　또 한편 임종치유사의 적극적인 주도가 어떤 면에서 환자로 하여금 소극적인 태도로 임하게 한다는 것이다. 임종치유사의 열린 마음과 환자의 적극적인 참여가 유기적으로 이루어지는 것이 바람직 할

---

3) 의자와 환자의 종속적인 관계(정보나 지식에 있어서)나 경직된 대화는 치료의 악순환을 만들기 때문에 치료의 극대화를 위해서는 열린 대화의 중요성을 강조하고 있다. 대화는 그리스어 'Dialogos'에서 나왔다. Dia는 교환한다, exchange의 의미이다. logos는 이성, 혹은 진리, 진실, 질서의 개념으로 곧 진리를 교환한다는 의미로 쓰였으며 이것이 오늘 영어의 'dialogue', 대화의 의미가 되었다. 따라서 대화의 진정성은 자신 안에 있는 본성이나, 진실, 또는 존재성을 드러내고 교환하는 것이 진정한 의미가 될 것이다. 그리고 대화에는 자신의 본성뿐만 아니라 상대방의 존재성을 드러낼 수 있도록 상대방의 입장에서 느끼고 이해했을 때 가능하다. 따라서 의자와 환자는 상호 이해에 도달할 수 있는 어떤 공통적 신뢰와 이해를 가져야한다. 의학영역에서 의자와 환자의 대화는 단순히 적절한 치료를 위한 준비나 소개로 여겨질 수는 없다. 의자와 환자간의 대화는 치료(또는 치유)자체의 일부로 보아야 하며 환자의 전체 회복과정에서 중요한의미로 보아야 한다.

것이다. 또한 임종치유사는 먼저 자신이 생명력이 충만한 상태이어야
한다. 자신의 내면에 생명력이 충만하지 않다면 환자에게 좋은 영향
을 끼칠 수 없고 오히려 악영향이 될 수 있다. 만약 임종치유사의 생
명력이 고갈되었다면 먼저 임종치유사에게 쉼과 휴식이 필요하다. 쉼
과 휴식은 임종치유사의 임종프로그램 안에 포함되어야 한다.

그렇다면 임종치유사의 역할은 어떤 것들이 있을까? 보통 임종치
유사의 역할은 환자와 함께 있어주기, 환자의 자율성을 존중해 주기,
환자가 적극적으로 살며 스스로 성장할 수 있도록 격려 해주기, 환자
가 죽음이라는 드라마에서 주인공이 되고 적극적인 역할을 하도록 도
와주기, 환자에게 자신의 질병에 대한 진실을 알 수 있도록 돕기, 환
자가 존엄하게 죽을 수 있도록 도와주기, 환자들이 자신의 삶을 검토
하여 갈등을 해결하고 존엄성을 유지하도록 도와주기, 환자의 통증이
조절되도록 도와주기, 환자가 유머감각을 키우고 웃을 수 있도록 도
와주기, 사후 세계의 가능성을 생각할 수 있도록 도와주기 등이 있다.

제6장 임종영성 치유 프로그램 운영 시 유의 사항

임종영성 치유프로그램을 운영할 때 유의 사항은 다음과 같다.

1) 모든 프로그램은 전적으로 환자중심의 시각과 감성에 따라 적용, 시행하되 환자의 작은 신음도 반영할 수 있도록 섬세하면서도 개방된 분위기를 조성한다.

2) 치유프로그램을 현실적 이용이 가능한 환자 계층과 그 외 소외 계층의 포용도 심도 있게 고민되어져야한다.

3) 이러한 프로그램이 어디까지 치유의 효과가 이루어지는지, 혹은 어디까지여야만 하는지 분명한 설정이 필요하다(영적, 신체적 한계, 관계회복, 임종이후의 남은 가족의 문제 등).

4) 담당 의료진과 치유사는 환자에게 개별화된 프로그램을 환자와 함께 계획하되 1년 장기계획, 그리고 3개월 단기계획을 세우고 상황에 따라 일별 프로그램을 시행한다.

5) 프로그램은 환자의 참여의자에 따라 시행하고 통증, 체력 여건
   에 따라 별도의 프로그램을 운영, 참여를 유도한다.

6) 매일 다른 환의를 준비한다(청결, 희망, 배려, 변화, 치유의 의
   미)-월:편안한 복장, 화:핑크, 수:하늘색, 목:그린, 금:흰색, 토:
   노랑, 일:정장, 드레스, 방의 커튼, 이불, 가구까지도 깨끗하고
   예쁘게 꾸민다.

7) 식사시간이 즐겁게 정갈하고 담백한 음식으로 소화가 잘되는
   유동식, 유기농으로 하며, 식기의 모양, 색깔, 식탁보 등 매일
   바꾸어 준다.

8) 일요일은 가족과 함께하는 프로그램으로 나들이, 파티, 등 이벤
   트를 준비한다.
   자). 인터넷 화상을 통해 외국환자들이 치유해가는 모습을 보여
   주며 대화할 수 있게 해준다.

9) 영상기록물을 남긴다.

10) 프로그램에 임하는 치유사는 다음과 같은 자세로 임한다.

① 치유사 자신이 먼저 정직한 영성을 지니며, 환자 앞에 모든 것을 내려놓을 수 있어야 한다. 즉 환자와 영혼을 나눌 수 있도록 자신이 먼저 정직한 영적 태도를 나타내야 한다.

② 삶과 죽음에 대한 분명한 철학을 가지며 죽음과 임종이 자신의 영성을 회복하는 기회이며 축복임을 인식한다.

③ 치유사는 자신의 삶을 지속적으로 새롭게 변화를 시켜 거듭나는 삶을 살아가는 사람이다.

④ 따라서 치유자 스스로 삶의 실천에서 환자의 영성과 공명을 가져야 한다.

⑤ 치유자는 자신의 인식관, 지식을 내려놓고 환자의 신체와 영성을 발현할 수 있도록 심미적 눈길과 마음을 열어놓는 동시에 선승의 날 선 긴장적 의식을 유지한다.

⑥ 삶과 생명에 대해서 심미적 안목을 가지며, 늘 기쁨과 영적 충만한 마음과 유머로서 환자를 만난다.

⑦ 자기에 대한 이해를 심화 시키고 주체성과 의미를 재확인할 수 있도록 도와주고 창의성도 더욱 고무시킨다.

⑧ 과거의 갈등을 해결하고 화해를 모색하고 자신의 삶을 조

절하면서 계속 관리할 수 있도록 도와준다.

⑨ 다른 사람과 함께 자신의 과거의 삶을 회상해 봄으로써 의 자소통을 촉진시키고 환자들이 편안하게 죽음을 맞이하도 록 도와주고 다양한 상실에 직면했을 때 위로와 위안을 제 공해 준다.

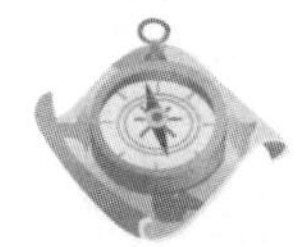

제7장 임종프로그램에 응용될 수 있는 도구들

임종프로그램은 치료에 목적이 있지 않다. 그러나 환자의 심리상태와 변화를 안정시킴으로써 치유의 기전이 일어날 수 있도록 하고 있다. 임종프로그램은 다음 도표2), 도표3)에서 나타나는 바와 같이 심리상태의 불안, 공포, 스트레스로 인한 부정적 신경생리 기전을 마음이완, 자각, 명상을 통해 긍정적 신경생리의 메커니즘으로 전환함으로써 치유에 이르도록 하는 것이다. 따라서 이들 프로그램은 환자 스스로 자신의 성정과 내면을 되돌아보면서 자신의 마음과 성정을 조절함으로써 평안히 임종에 임할 수 있도록 하는 프로그램이다. 이들을 살펴보면 다음과 같다.

〈환자에 대한 예비조사 도구〉

임종프로그램을 운용하는데 있어서 환자의 성정이나 감정, 생리적 특성을 이해하는 것이 무엇보다도 중요하다. 동일한 질병임에도 불구하고 나타나는 생리적 현상이나 원인이 각자가 가지고 있는 성정이나 감정에 연결되어 있기 때문이다. 따라서 환자의 성정이나 감정, 생리적 특성을 고려하여 임종프로그램을 변별적으로 운영한다면 좋은 효과를 기대할 수 있다. 다음은 임종프로그램 운용에 있어서 유익한 도움을 주는 진단자료로 MBTI 성격유형검사와 사상체질검사가 있다.

1) 타고난 성정 알아차리기 (MBTI 유형)[4]

MBTI 성격심리 유형 검사를 통해 환자 스스로 자신의 성격심리학적인 특징이 무엇인지, 그리고 자신이 대인관계에서 어떤 유형의 대인관계를 만들어 내는지 인지하게 함으로써, 자신과 상대방을 이해하여 더 이상 상처를 주지도, 받지도 않을 수 있다는 것을 알게 한다. 또 자신이 지니고 있는 장점과 특징을 발견함으로써 그쪽 방면으로 에너지를 사용할 수 있다면 자신이 더 이상 약한 존재가 아님을 실감하게 한다. 그리고 자연스럽게 상대방과 협력하고 화합할 수 있다는 것을 인지하게 한다.

---

4) 'MBTI'는 마이어브릭스 유형지표(The Myers-Briggs Type Indicator)의 약어이다. 융(C.G. Jung)의 심리유형론을 근거로 하는 심리검사이다. 마이어브릭스 성격진단 또는 성격유형지표라고도 한다. 1921~1975년에 브릭스(Katharine Cook Briggs)와 마이어(Isabel Briggs Myers) 모녀에 의해 개발되었다. 개인이 쉽게 응답할 수 있는 자기보고 문항을 통해 각자가 인식하고 판단할 때 선호하는 경향을 찾아낸 뒤, 그 경향들이 행동에 어떤 영향을 끼치는가를 파악하여 실생활에 응용한다. 1921년부터 본격적인 연구를 시작하여 A~E형이 개발되었고 F형은 1962년 미국 ETS(Educational Testing Service)에서 출판했다. 성격유형은 모두 16개이며 외향형과 내향형, 감각형과 직관형, 사고형과 감정형, 판단형과 인식형 등 네 가지의 분리된 선호경향으로 구성된다. 선호경향은 교육이나 환경의 영향을 받기 이전에 잠재되어 있는 선천적 심리경향을 말하며, 각 개인은 자신의 기질과 성향에 따라 각각 네 가지의 한쪽 성향을 띠게 된다.

MBTI 는 다음의 사항을 유용하게 제공한다.

① 자신이 어떤 부분에 타고난 자질이 있으며, 어떤 부분에서 취약점이 있는지 발견하게 한다.
② 어떤 부분에 민감하게 반응하고, 어떤 부분에 둔하게 반응하는지 발견하게 한다.
③ 어떤 유형의 사람과 친하고, 어떤 유형의 사람과 어울리기 힘든지 발견하게 한다.
④ 자신의 반응이 어떤 유형의 사람에게 호감을 주고, 어떤 유형의 사람에게 경계심과 적대감 혹은 상처를 주는지 발견하게 한다.
⑤ 자신이 현재 겪고 있는 어려움에 대하여 지혜롭게 대처하려면 어떤 방법이 현명하며, 어떤 유형인 사람의 도움이 필요한지, 그리고 그 도움을 받으려면 어떻게 자신을 변화시켜야 하는지 등에 대한 해답을 스스로 얻을 수도, 상담을 통하여 얻을 수도 있게 해준다.

2) 체질검사

체질에 대한 분류는 사상의학의 창시자인 이제마 선생의 『동의수세보원』에서 처음 나온다. 이제마선생 인간이 지니고 있는 장부생리적 특징에 기초하여, 생리·성격·심리·생활습관·신체적 조건 등의 경향성을 네 부류로 나눈다. 그리고 장부 생리적 경향에 따라 성격 심리 및 정서와 감정이 수반되며, 희노애락(喜怒哀樂)의 감정의 조화와 불균형에 의해 질병이 발생한다고 하였다. 즉 태양인(太陽人)의 장부 생리적 특징은 폐대간소(肺大肝小)로, 폐 기능이 항진되고 간 기능이 상대적으로 저하되는 기능으로, 슬퍼하는 감정(哀性)은 조화를 유지할 수 있지만 분노하는 감정(怒情)은 급박하여 장부를 해칠 수 있다고 보았다. 그리고 소양인(少陽人)의 장부생리적 특징은 비대신소(脾大腎小)로 비장 기능이 항진되고 신장 기능이 상대적으로 기능이 저하되어 분노하는 감정(怒性)에서는 스스로 감정을 조절할 수 있지만 슬퍼하는 마음(哀情)이 급박하여 장부를 상하게 하여 질병을 초래한다고 보았다. 태음인(太陰人)의 장부생리적 특징은 간대폐소(肝大肺小)로 간장 기능이 항진되고 폐 기능이 상대적으로 기능 저하로 가기 때문에 기뻐하는 감정(喜性)은 잘 조절할 할 수 있지만 즐기고자하는 감정(樂情)에서는 주체할 수 없을 정도로 빠져(게임, 술, 담배, 약물중독 등) 건강을 해친다고 보았다. 마지막으로 소음인(少陰人) 장부생리는 신대비소(腎大脾小)로 신장 기능이 항진되고 비장(소화) 기능이 상대적으로 기능 저하로 가기 때문에 즐기는 감정(樂性)에서는 스스로 절제 하여 조절할 수 있지만 기뻐하는 감정(喜情)에서는 함부로 감정을 나타내기 때문에 건강을 해친다고 보았다.

따라서 체질검사를 통해서 환자의 장부생리학적 특징과 감정, 정서의 변화와 반응을 알아봄으로써 나타난 질병의 원인과 성격 그리고 예방과 섭생의 방법이 무엇인지 근본적으로 인지함으로써 치유에 만전을 기하고자 체질검사를 하고 있다.

모든 사람은 누구나 타고난 성격이 있듯이 체질도 선천적으로 타고 난다. 자신의 체질을 아는 것은 자신의 타고난 성정을 아는 것만큼이나 중요하다. 자신과 상대방의 성격과 심리, 정서적 특징과 생리적 특징을 인지한다면 더 이상 상처를 받지 않는다. 상처는 상대방을 이해하지 못하는 데서 발생한다. 자신과 상대방의 체질을 파악함으로써 질병의 유형, 질병의 전변, 감정의 유형, 질병의 대응방식 등을 인지할 수 있고 더 나아가 인간을 이해하는데 유용한 도구가 될 수 있다(표1을 참고하기 바람).

3) 색채치료를 위한 진단법과 효과[5]

가) 색채치료 진단법

① 근력측정 요법 : 이 요법은 신체의 허약함 정도를 밝혀내기 위한 근력 테스트 방법이다. 즉 오링 테스트와 같은 원리를 이용한다. 어느 색깔이 필요한지를 진단하기 위해 치유자는 대상자에게 각각의 색깔을 왼손에 쥐도록 한다. 이때 오른팔은 몸과 직각으로 교차하도록 수평을 유지해야 한다. 대상자가 각 색깔을 쳐다볼 때마다 치유자는 대상자의 오른팔을 천천히 떼려고 할 것이다. 팔에 아무런 저항도 느껴지지 않을 때 바로 왼손에 들려 있는 그 색깔이 대상자에게 필요한 색이다.

② 추를 이용하는 방법 : 이 측정은 당신에게 부족한 색깔을 찾아내는데 도움을 준다. 가는 줄이나 목걸이에 걸려 있는 진

자는 각각의 질문에 대한 "예" 또는 "아니오"라는 대답에 반
응해 시계방향 또는 반시계 방향으로 회전한다. 치유자는
필요한 색을 알려 주는 "예" 라는 대답을 찾기 위해 대상자
에게 8개의 스팩트럼 색깔을 차례로 사용해 진단을 내린다.

③ 색채 진단용 차트법 : 32개의 척추 뼈를 크게 4부분으로 나
눈 뒤, 각 부분은 8개씩 척추 뼈에 8개의 색(빨강, 오렌지,
노랑, 초록, 청록, 파랑, 보라, 자주)을 하나씩 대응한다. 척
추의 제일 윗부분부터 아래로 내려오면서 4부분은 각각 정
신, 감정, 대사, 육체의 건강상태를 나타낸다. 대상자에게
챠트의 뒷면에 척추마디를 따라 서명하도록 하는데 대상자
가 적은 서명은 대상자의 파장이 내재됨 으로써 대상자의
에너지를 드러내는 "증거" 의 역할을 하기 때문이다. 이것
을 근거로 치유자는 척추를 내려가면서 어느 척추 부위에
치료가 필요 한지 진단한다.

나) 색채별 특성과 치료효과

따뜻한 색은 자기중심적, 차가운 색은 지적인 성격이다. 화가 나거나 기분이 우울한 순간을 색으로 표현하라고 하면 아마도 많은 사람들은 검정이나 회색과 같은 무채색을 선택한다. 기분이 좋거나 좋은 일이 있을 때 무채색보다는 원색을 선택하는 것과 같은데 특히 아이의 그림 속에 나타나는 특징적인 색채는 그 상황의 정서와 거의 일치한다.

① 색채치료의 효과
 - 컬러가 가진 에너지를 이용하여, 체질과 장부의 허실에 맞게 색을 조화시킴으로써 몸과 마음, 영혼의 조화를 이룬다.
 - 심리상담 치유의 효과가 있다.
 - 심리적 안정감, 집중력 강화 효과가 있다.
 - 신체 밸런스 조율, 유지시켜준다.
 - 나에게 필요한 색과 어울리지 않는 색을 찾는다.
 - 컬러감각을 향상시켜 감각적인 안목을 키워준다.
 - 생산능률, 학습능률의 향상시켜준다.

다) 색채별 특성

빨간색 : 감각신경을 자극하여 후각, 시각, 청각, 미각, 촉각에 도움을 준다. 빨강은 삶, 힘 생명력의 상징이다. 생식주기와 연결이 되어있어 불임의 경우 사용하기 적당한 색이다. 빨강색은 체내의 헤모글로빈에 영향을 줘서 에너지를 증가시키고 체온을 상승시키며 빨강을 가까이 하면 증세가 완화되는 효과를 볼 수 있다. 또한 에너지가 없고 창백한 사람이나 빈혈에 좋으며 철분결핍, 마비를 치료하는 효과적이다. 그러나 불안과 고혈압, 천식이 있는 경우에는 사용해서는 안 된다.

오렌지색 : 갑상선 기능을 자극하고 부갑상선 기능을 저하시키며 우울한 상태에 효과적이다. 오렌지색 광선은 신장과 쓸개에 있는 돌을 다루는데 사용하며 경련을 막는 성질은 근육의 경련과 쥐가 나는 경우에 효과적이다. 또한 애정의 극도결핍을 나타내는 색이기도 하면 사교성이 뛰어나 외톨이가 되는 것을 싫어하며 예민하고 사치스러울 수 있으며 친절하고 총명하다. 하지만 신경질적이고 과도하게 활동적인 사람, 산만한 사람에게

는 부적합하다.

노란색 : 운동신경을 활성화하고 근육에 사용되는 에너지를 생성한다. 노란색은 피부의 감촉을 좋게 만들기 때문에 피부에 사용되는데 피부에 난 상처를 소독하고 치료하거나 습진 같은 병을 이색으로 치료할 수 있다. 노란색은 칼슘을 분해하는 것도 돕기 때문에 류머티즘이나 관절염에도 효과가 있다. 마음을 자극하고 분위기를 밝게 하기 때문에 흐린 날씨에도 적합하다.

초록색 : 초록색은 심신을 시원하게 하고 완화시키며 안정시킨다. 천식, 기관지염, 협심증과 같은 가슴 질환에 효과적이다. 초록색은 해독이나 심장발작이 있을 때도 사용한다. 초록색은 감정적 효과에 있어서 중성적이며 수동적인 경향을 보이며 자신을 몹시 자제하고 충동적이지 않으며 주의 깊게 잘 생각해서 행동하는 통제적인 성격이다. 엽록소의 색으로 인간의 마음에 안정과 안식, 회복과 소생을 약속하는 색이다.

파랑색 : 혈액순환을 정상적으로 회복시키며 타오르는 감정을

억제하고 머리를 식혀주며 냉정히 현실에 대응하려는 색이다. 파랑은 단순히 억제의 색이 아니며 다면한 욕망이나 감정을 눌러 현실에 복종하고 적응함으로써 결과적으로는 보다 큰 만족과 성장을 얻으려는 심리에 대응하는 까닭에 자립, 독립에의 원망을 반영하는 색이라 할 수 있다. 그림의 선이나 형태를 그릴 때 파랑을 사용하는 것은 성격적으로 명랑하고 활동적이며 적응활동을 보이는 일이 많으며 어떤 정해진 규범에 잘 맞추어 지내겠다는 의자표시이기도 하다.

보라색 : 무의식을 나타내는 색으로 신비적이고 인상적이며 강압적이며 위협적이고 격정적이기도 하다. 검정색보다 더 깊은 상처를 보여주며 대인관계에 있어 원만치 않으며 외고집, 심술, 비사교적, 자기중심적, 남과 잘 다투는 성격이 많이 나타난다.

육체에 자부심이 없는 사람들에게 필요한 색으로 보고 있으며 정신 분열증과 같은 심리학적 질환에 매우 효과적이며 두피의 질병과 신경체계에 관련된 모든 병이 사용하기도 한다.

분홍색 : 더운 온도와 습한 날씨 때문에 집중력이 떨어지고 무기력 중에 빠졌을 때도 사용하면 좋다.

갈색 : 청결의 습관지도에 의한 저항의 표출로서 더러워지고 싶은 원망을 가진 어린이들이 즐겨 사용하며 물질적인 욕구와 그것들을 승화시킨 형태로서의 수집용, 탐구욕 등에 해당된다. 정신적인 강함이 있고 갈색계통을 좋아하는 사람은 침착하고 신뢰할 수 있으며 자신을 제어하고 감정에 치우치는 일이 없다.

회색 : 세련되고 고상함을 지니며 도시적, 보수적, 지적이미지가 있다. 의욕, 희망, 기대를 가지지 않는 심리상태로 돌입되기 쉽고 불안, 무기력, 애매함이 있다. 회색을 좋아하는 사람 자기주장이 없고 소극적인 양상을 보이며 주위와 타협의 색으로 사물을 대 할 때 신중하고 항상 성실하며 규형을 유지하고 있어 세련된 성격이다.

흰색 : 경쾌하고 맑고 고상하다. 틀린 그림 부분에 흰색으로 칠했을 경우 회복하고자 하는 노력이 보여 지며 실패를 두려워하

는 경계심의 상징으로 자신을 은폐하려 한다. 순수, 순진, 상쾌한 이미지가 있으며 흰색을 좋아하는 사람들은 자존심이 강하고 주위를 의식하며 항상 완전함을 추구하며 기품 있는 이상을 가지고 노력하는 타입이다.

검정색 : 정서적 행동이 결여되고 자유로운 감정의 흐름이 없는 색이다. 공포나 불안에 의해서 생겨난 자가의 억압을 반영해 주며 엄격한 훈육, 권위적인 부모, 결손가정, 신체적 결함에 대한 공포를 많이 표현한다. 자신만의 세계를 고집하고 이기적인 면도 있으며 감정의 표출을 억압하고 자신을 소중히 하고 싶거나 지키고 싶어 한다.

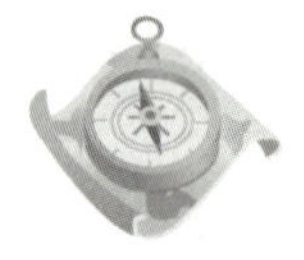

제8장 임종환자를 돌보는 길

임종환자를 돌보는 방법에는 환자와 함께 있어주기, 환자의 자율성을 존중해 주기, 환자가 적극적으로 살며 스스로 성장할 수 있도록 격려 해주기, 환자가 죽음이라는 드라마에서 주인공이 되고 적극적인 역할을 하도록 도와주기, 환자에게 자신의 질병에 대한 진실을 알 수 있도록 돕기, 환자가 존엄하게 죽을 수 있도록 도와주기, 환자들이 자신의 삶을 검토하여 갈등을 해결하고 존엄성을 유지하도록 도와주기, 환자의 통증이 조절되도록 도와주기, 환자가 유머감각을 키우고 웃을 수 있도록 도와주기, 사후 세계의 가능성을 생각할 수 있도록 도와주기 등이 있다. 이를 구체적으로 기술하면 다음과 같다.

1. 임종에 가까운 말기 환자 중 과반수이상이 버림받는다고 느끼는 것이 가장 힘들다고 말한다. 어쩌면 임종프로그램에서 가장 중요한 것은 임종치유사가 환자 옆에 함께 있어주는 것 자체가 가장 중요한 돌봄이고 환자가 가장 필요로 하는 것인지도 모른다.

2. 환자의 자율성을 존중해 주는 것인데, 환자 스스로 자신의 치유

계획과 일정을 결정하는 것이 중요하며 진실로 인간의 존엄성을 지키는데 필수적인 요소이기도하다. 그러나 환자는 혼돈, 자기회의, 불확실성 및 일반적인 무력감들을 느끼기 때문에 어쩔 수 없이 수동적인 태도가 되어 모든 결정권을 자기를 돌보는 사람에게 위임하는 경우가 보통이다. 따라서 임종환자를 돌보는 사람들 스스로 자신이 환자의 개인적인 결정을 내려 주어야 한다고 습관적으로 생각하지 않도록 주의해야한다.

3. 환자 스스로 임종을 통해서 영적 성장이 될 수 있도록 격려하는 것이다. 퀴불러로즈는 환자가 격는 임종심리의 과정을 다섯 단계로 나누었다. 즉 〈부정과 고립 – 분노 – 타협과 교섭 – 우울 – 수용〉의 단계를 거친다고 하였다. 그리고 알폰고 데켄의 경우는 〈부정과 고립 – 분노 – 타협과 교섭 – 우울 – 수용 – 희망과 기대〉의 여섯 단계로 말하고 있다. 임종프로그램에서 가장 중요한 점은 임종환자가 이 단계를 거치는 동안 느껴지는 각 단계의 감정과 심리적 현상에 대해 환자 스스로 깊이 자각하고 빠른 시간에 수용과 희망, 기대의 단계로 진입하도록 하는데 있다. 각 단계를 거치는 시간이 짧으면 짧을수록 치유의 기전이

빠르게 나타날 수 있기 때문이다.

4. 말기 환자들도 자신의 생명이 얼마나 남았는지 진실을 알 권리
   가 있다. 다른 나라 사례를 보면 1961년 조사에 의하면, 미국 의
   자의 90%가 암환자에게 진실을 이야기 해 주지 않는다고 대답
   했고 1977년도 조사에서는 미국 의자의97%가 진실을 이야기한
   다고 답변했다. 임종은 단순히 생명의 물리적 종식만을 의미하
   지 않는다. 임종은 한 인간이 이 세상에 와서 자신의 존재적 의
   미를 마감하는 과정이다. 따라서 임종은 한 인간의 총체적인 삶
   의 한 매듭이면서, 남아있는 자와 떠나는 자의 관계회복뿐만 아
   니라 영적성장의 기회를 제공해주는 사건이다. 치유는 환자와
   의자의 공명과 신뢰, 그리고 정직한 대화에서 일어난다. 임종의
   슬픔이 환자의 삶에서 어떤 의미를 지니고 가족과 이웃에게 어
   떤 영향을 주는지를 고려할 때 임종은 단순히 생명의 종식만을
   의미하지 않는다. 임종은 이제 참다운 자신을 발견하는 하나의
   기회임을 알게 된다. 더 나아가 임종을 통해서 자신의 삶을 더
   깊이 성찰함으로써 이제 남은 삶은 더 의미 있는 실천적 삶으로
   바뀌게 된다. 따라서 환자로 하여금   남아있는 시간이 얼마가

되는지 알게 하는 것은 더없이 중요하다.

5. 환자들이 품위 있고 존엄하게 삶을 마감할 수 있도록 도와주어야 한다. 환자를 '돌보다' 는 의미는 불합리하게 생명만을 연장시킨다는 의미가 아니다. 예를 들어 인공 심장박동 기나 또는 인공호흡기 같은 것을 이용해서 식물인간이 된 사람들의 목숨을 인위적으로 수개월 혹은 수년까지 연장한다면 과연 이것이 진정으로 돌본다는 의미일까? 1977년에 스위스 의학회와 독일 외과 의자협회에서는 죽어 가는 환자의 상태가 불가역적일 경우 인공호흡기, 수혈, 혈액투석 및 정맥관내 영양 주입 등으로 생명을 불합리하게 연장시키는 조치를 중지할 것을 채택했다. 한국의 경우도 2009년 처음으로 의식이 소멸된 상태에서 심장만이 살아있는 환자에 한해서 환자의 존엄사를 인정하고 있다. 그러나 현대의학이 의식이 있는 상태에서 한 인간이 자신의 죽어가는 과정을 인지하면서 자신의 진정한 참 의미를 깨달아 갈 수 있도록 초점을 맞출 때 진정한 의료미학을 구축할 수 있을 것이다.

6. 환자들이 자신의 삶을 검토하여 갈등을 해결하고 존엄성을 유지하도록 도와주는 것이다. 말기환자는 과거의 삶에서 해결되지 않은 문제나 갈등 때문에 인간관계, 특히 가족 관계나 개인적인 존엄성의 상실로 오는 부조화로 감정적인 고통을 겪는다. 이에 삶을 되돌아보는 치료법을 권하고, 그것을 시작하는 것은 갈등을 해결하고 죽음의 두려움을 극복하는 것이 최상의 방법이다. 또 경험 많은 간호사, 상담사, 그리고 성직자는 환자들에 관한 자서전과 같은 글을 쓰거나 녹음기를 이용하거나, 단순하게 과거에 대해 말하거나, 사진을 통하여 자신의 과거를 재평가하고 되돌아봄으로써 인생의 의미를 발견 할 수 있도록 도와줄 수 있다.

7. 환자가 유머감각을 키우고 웃을 수 있도록 도와주는 것이다. 죽음에 대한 두려움을 건강한 유머는 그들의 분노를 없애고 두려움을 완화시키는데 도움을 줄뿐만 아니라 스트레스와 긴장을 완화시키기도 한다. 또 분노, 적대감 공격적인 격렬한 감정을 감소시킨다. 유머와 웃음은 인간의 성장과 활동을 촉진, 또한 환자들이 수동적인 자세를 버릴 수 있도록 도움을 준다. 웃음으

로써 환자는 고립과 외로움 완화 되어 사람들끼리의 연대감을 느끼고 환자를 돌보는 의자와 간호사의 소진은 웃음과 유머가 좋은 치료제가 될 수 있다.

8. 사후세계의 가능성에 대해서 생각할 수 있도록 도와주는 것이다. 환자들은 자신 내부의 있는 이야기를 쉽게 하지 않는다. 그러나 분위기를 만들어주면 사후세계에 대해서 간혹 질문 하는 경우가 있다. " 사후세계는 어떨까요? 과연 있을까요?" 여기서 무엇보다 치유자 자신의 견해를 일방적으로 주입하지 않고 환자의 신념을 존중해주는 것이 중요하다.

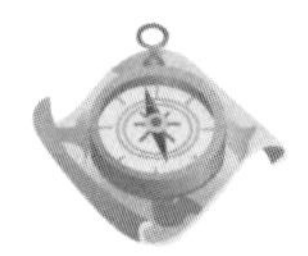

제9장 임종프로그램에 활용되는 도구들

1. story telling (자신의 이야기하기, 주 1회 혹은 2회)

story telling은 임종치유사가 환자의 내면에 걸려 있는 잠재되고 억눌린 감정을 환자가 스스로 이야기함으로써 충분한 위로와 사랑을 받도록 유도하는 프로그램이다. 따라서 임종치유사는 환자의 이야기를 아무런 판단이나 편견 없이 들어주어야 한다. 자신 안에 감추어야만 했던 이야기가, 숨겨져 있어야만 했던 감정을 제대로 들어 줄 사람을 만난다면 어떻게 될까? 아마 누구도 경험하지 못했던 큰 치유의 에너지를 경험하게 될 것이다. 다만 자신에게 진실해질 수 있는 용기만 필요하다. 특히 임종프로그램의 운용의 핵심은 임종치유사와 환자의 관계, 대화가 환자의 직접적인 치유에 관계하기 때문이다. 따라서 story telling은 어떤 형식적인 틀이 있는 것이 아니라 임종치유사와 환자의 열린 소통과 대화를 통해 환자의 내면과 의식, 마음을 열어주는 것이 무엇보다도 중요하다고 할 수 있다.

2. 자신의 감정에 응답하기

　자신의 감정에 응답하기 프로그램은 임종치유사가 환자의 내면에 묶여있는 감정을 솔직하게 드러냄으로써 자신에게 정직하게 반응하게 하는 프로그램이다. 자신의 감정을 솔직히 응답하는 것만큼 자신에게 솔직해지는 것은 없다. 자신에게 솔직해질 때 비로소 자신이 누구인지 경험하게 된다. 질병은 진정한 자아로부터 멀어질 때 생긴다. 질병이란 영어의 단어인 'disease'의 'dis'는 떨어져 나간다, 분리한다는 뜻이며 'ease'는 '쉽다'의 뜻인데, '쉽다'는 것은 지금 여기 이 순간 우리가 감각하고 만지고 언제나 확인할 수 있는 자신과 일상적 삶을 의미한다. 즉 질병은 가장 가까이 있는 자신과 일상적 삶에서 멀어질 때 생기는 것이다. 그래서 질병은 역으로 참다운 자신의 본성에서 벗어났을 때 그 본성을 회복하고자하는 반응에서 나타나는 몸의 지혜이다. 이는 우리들 자신이 자신의 본성과 균형적 삶의 체계에서 벗어났을 때 그 균형을 회복하고자 하는 반응태(reaction)가 바로 질병으로 나타나는 것이다. 따라서 고통과 아픔. 혹은 통증은 지각과 깨달음을 일깨우는 언어이다.

　결국 자신의 감정에 충실하고 그 감정에 솔직할 때 자신의 진정성을 찾을 수 있다. 자신의 감정에 솔직하게 응답하는 방법을 배운다면 인생이 갑자기 퍼즐을 풀어가는 것 같다는 느낌, 수수께끼 열 고개를 넘어가는 것 같다는 느낌을 가지게 되고 새로운 힘(power)을 금방 회복할 수 있다. 왜냐하면 해결되지 않은 감정은 단지 감정으로 끝나는 것이 아니라, 신경-호르몬 대사에 영향을 줄 정도로 많은 에너지를 원하지 않는 곳에 묶어두기 때문이다.

환자는 매 순간마다 많은 선택을 해야 한다. 선택이 나의 신념과 사회의 신념에 상충되지 않고, 쉽기만 하다면 인생은 너무 재미가 없을 것이다. 하지만 때론 감정에 맞지 않기도 하고, 신념에 맞지 않기도 하고, 어쩔 수 없이 감정을 억누르고 따라야 하는 결정이 너무나도 많다. 그럴 때마다 나의 자아는 상처를 입는다는 사실을 알아야 한다. 기분이 가라앉고 의욕을 상실했을 때, 짜증이 날 때, 어디론가 무작정 떠나고 싶어질 때, 자신 안에 어떤 감정이 있는지 살펴보아야 한다. 그리고 그 감정이 내가 만든 에고임을 인지할 때 비로소 자신을 감정과 동일시한 상황으로부터 벗어날 수 있다. 그러기위해서는 먼저 자신의 감정에 충실 하는 것이 중요하다. 그리고 감정과 동일시한 자신의 모습을 객관화하여 한 발짝 물러나서 살펴보면 어느새 자신이 감정으로부터 벗어나 있는 것을 인지하게 된다.

따라서 임종치유사는 죽음과 임종에서 발생하는 환자의 동일시된 감정으로부터 벗어나 보다 자유로운 지평에서 자신을 바라볼 수 있는 혜안을 제공해야 한다.

3. 명상 및 긴장이완 · 이미지요법

우리 몸은 뇌에서 느끼는 대로 반응한다. 따라서 자신의 생각과 느낌으로 행복감과 치유를 완전히 경험한다면 우리 몸의 호르몬과 자율신경계는 그에 따라 엔돌핀을 비롯한 다양한 신경호르몬을 분비하고 우리의 내부 장기는 외부에서 주입된 어떤 방법보다도 가장 정확하고 세밀하게 자신의 기능을 성실히 수행해 낸다. 왜냐하면 우리 몸은 지구의 진화 과정과 함께 성장하면서 모든 질병으로부터 극복할 수 있는 메커니즘을 지니고 있기 때문이다. 누구라도 항상 이런 완벽한 몸의 느낌을 가지고 산다면 병이 머물 수 없을 것이다. 따라서 죽음과 임종을 앞둔 환자에게서의 명상과 묵상, 긴장이완 · 이미지 요법은 마음의 안정과 영성의 회복뿐만 아니라, 기적적인치유에도 이르게 한다.

명상은 특별한 수행이 필요하기도 하지만 궁극적으로는 '깨어있음'을 유지할 수 있다면 또한 수행이 필요 없기도 하다. 누구나 제대로 훈련된 지도자와 함께 치유와 관련된 명상을 몇 차례 경험해 본다면 스스로 어느 곳, 어느 시간에든지 자신의 형편대로 '깨어있음'의 상태를 누릴 수 있다. 입원해 있는 동안 경험하는 명상은 환자의 삶을 더욱 풍요롭고 조화롭게 해줄 것이다.

이러한 명상(묵상) 및 긴장이완 • 이미지요법의 궁극적 목적은 깨달음에 있다. 깨달음은 통찰과 상통한다. 즉 통찰은 자신의 정신내적 갈등과 증상의 무의식적인 의미를 보다 깊고 넓게 의식해가는 것이며, 표면적인 사고, 행동, 감정 이면에 있는 덜 명확한 의미를 깨닫는 것이고, 과거의 사실을 새로운 관계로 인식함으로서 자기이해와 자기수용을 확장해 나가는 것이다. 이러한 통찰은 한꺼번에 일어나는 것이 아니라, 단편적으로 그때그때 일어나며, 초기에는 지적인 통찰경험을 토대로 점진적으로 탐색의 폭을 넓혀가고, 정서적인 통찰경험을 통하여 내면의 억압되고 방어시켜 왔던 감정들을 개방해 나가게 된다. 깨달음이라고 할 때, 깨닫는 것은 자기가 가지고 있으면서도 모르고 있었던 자신의 참된 마음(眞我)을 진정으로 알게 된다는 뜻이다. 즉 집착하던 욕망과 감정이 떨어져 나간 그 자리에 활짝 드러나는 참된 자기 자신을 보는 것이다. 이러한 자기는 해방되어 자유로운 자기이며, 오염으로부터 벗어난 자기이며, 온갖 신비스러움을 갖춘 자기이다.

특히 죽음 또는 임종에 임박해서 자신의 존재가 무엇인지 그리고 생명의 의미가 무엇인지 예민하게 열려있는 시기이다. 이러한 상황에서 임종치유사가 환자의 예민한 부분을 건드려주면 환자의 영성은 바로 열려질 수 있다.

그리고 묵상은 영감 있는 글을 통해 그 영감을 적극적으로 받아들이는 방법이다. 기독교인들은 시편과 잠언을 많이 묵상한다. 특히 시편은 다윗의 영감과 하나님의 임재를 깊이 경험할 수 있어 더욱 많은 분들이 좋아한다. 그리고 영감 있는 분들의 시와 좋은 글을 묵상하면 우리의 영은 더 깊은 성숙을 경험할 수 있다. 묵상은 그저 읽어나가는 것이 아니라, 글의 영감과 하나 되는 과정이며, 좋은 영감이 오는 구절에서 그 영감을 충분히 온 몸과 마음과 영으로 받아들이는 과정이다.

임종치유사는 긴장이완과 이미지요법 또한 명상과 묵상을 통해 긴장되고 경직되기 쉬운 환자의 신체를 이미지요법과 명상과 묵상을 통해 이완시켜 전체의 생명과 합일화, 일체감을 느껴보게 한다. 그리하여 삶과 죽음의 경계를 넘어 전체 생명과 하나가되는 희열을 느끼게 할 수 있다.

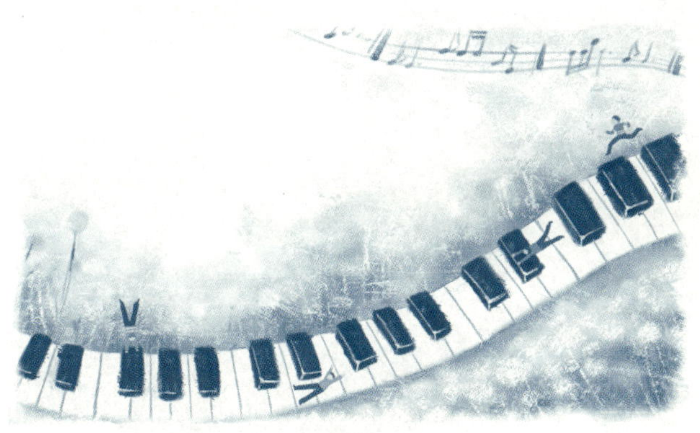

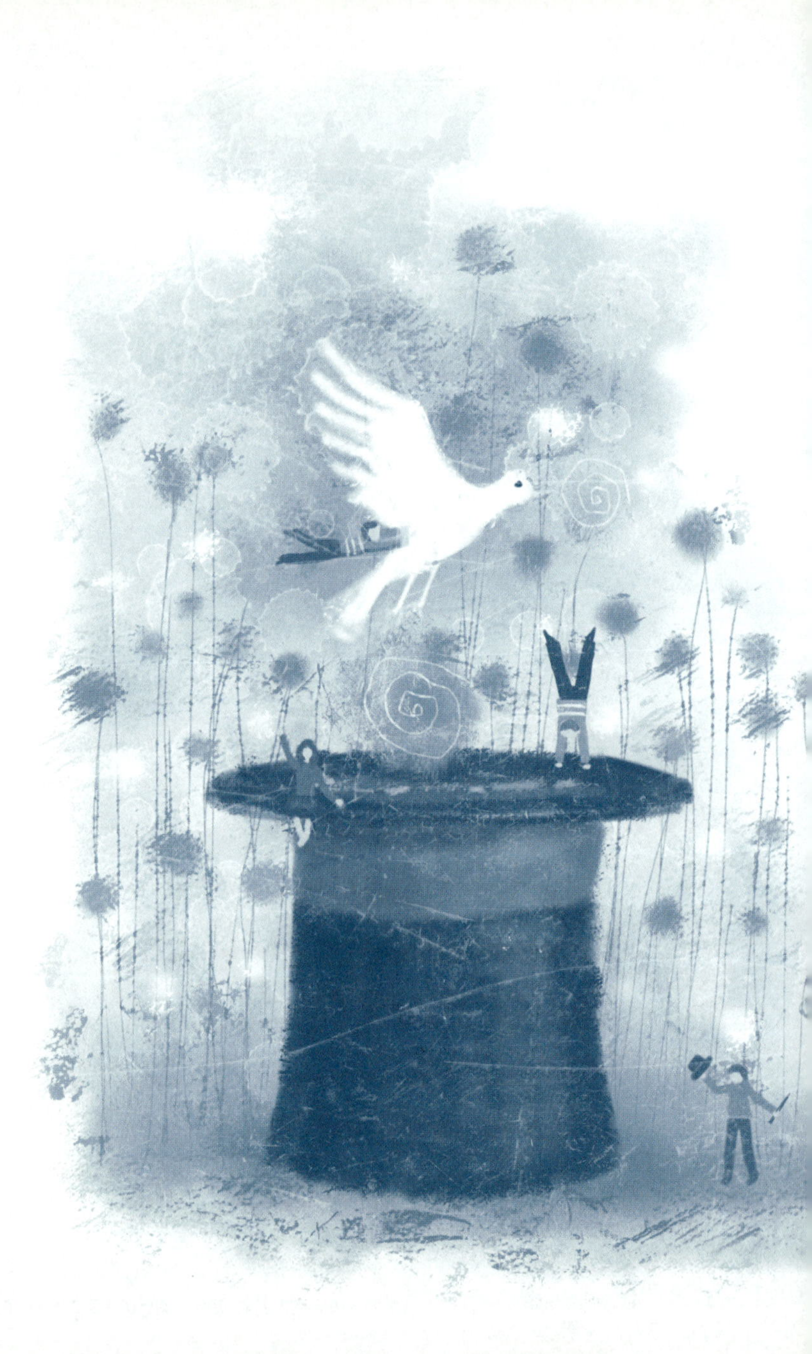

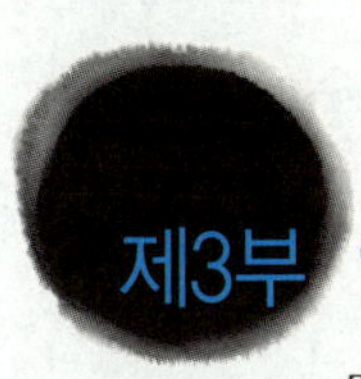

제3부 임종을 맞이한 환자들에 대한 돌봄

Treatment toward Patients who are Facing Death

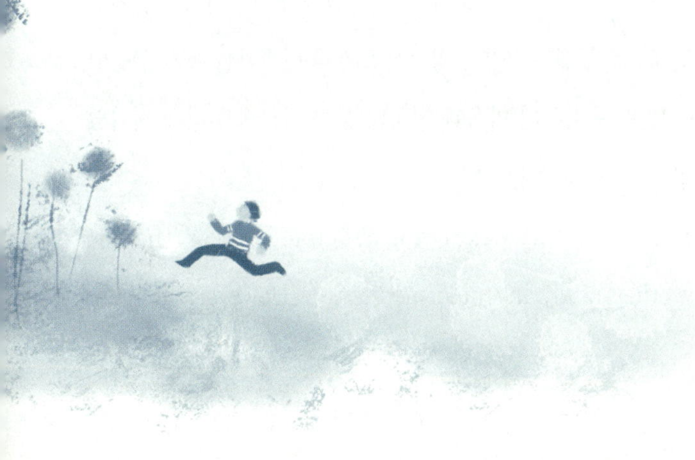

제3부 임종을 맞이한 환자들에 대한 돌봄

Treatment toward Patients who are Facing Death

그렇다면 임종을 맞이한 환자들에 대한 돌봄은 어떻게 할 것인가? 임종프로그램에서는 달리 치료방법이 있는 것이 아니다. 다만 환자의 감정과 마음의 상태를 부드럽고 평온하게 유도함으로써 새로운 영적 성장의 모티브를 제공하고 있다. 다음의 주제를 가지고 매일 환자들과 명상수련을 나누고 실천해보면 어느새 환자의 마음이 꽃그늘처럼 환하게 변해있음을 볼 수 있다. 평상시 일상을 살아가는 독자들도 한 번 따라 해보면 독자들의 마음과 일상의 삶이 어느새 환하게 빛나있음을 느낄 수 있을 것이다.

Then how does this Well-Dying Program works? There is not any other newly invented medication. However this care leads mental status of patients to peace and motivates them spiritually. After running everyday meditation session on these themes with patients, it is noticeable that patients' faces brighten up like blossoming flowers. If our readers follow this practice in everyday life, they will notice that their minds and everyday lives lighten up.

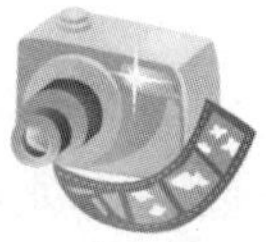

제1장 세포를 통한 삶의 배움[6]

1. 더 높은 수준의 목적 : 당신의 몸속에 있는 모든 세포들은 전체의 행복을 위해 일하고 있다. 세포 개개의 행복은 그 다음 일이다. 필요하다면 몸을 보호하기 위해 개개의 세포가 죽을 수도 있으며, 그런 일은 종종 벌어진다. 어떤 세포의 생명이든 우리 생명의 부분이다. 피부세포는 면역세포들이 외부에서 침입한 세균들과 싸우는 동안 한 시간에 수천 개씩 죽는다. 세포의 개별적 생명에 비해 몸 전체의 생명이 더 높은 수준의 목적인 것이다. '자기중심적'이라는 말은 세포에게는 없다. 심지어 세포 자신의 생존에 관계되는 일에서조차도 말이다.

2. 교감 : 세포는 나머지 모든 세포와 연락을 취하고 있다. 인체의 가장 먼 곳에서 아무리 미미하게 요구할지라도 전달물질은 전속력으로 달린다. 세포는 교감하기를 거절하거나 물러서는 법이 없다.

---

6) 세포에 대한 이 내용은 디팩 초프라 지음, 구승준 옮김, 「완전한 삶」, 한문화(2010), p.20에 나와 있는 내용을 전재하였다.

3. 지각 : 세포는 매 순간 환경에 순응한다. 즉각적인 상황에 대비하기 위해 늘 유연함을 잃지 않는다. 고집스럽게 뭔가를 고수하려 들지 않는다.

4. 수용 : 세포들은 서로를 똑같이 중요한 존재로 인식한다. 인체에서 모든 작용은 상호의존적이다. 혼자 내버려두는 법은 없다.

5. 창조성 : 모든 세포에 각각의 기능이 있지만 서로 힘을 합쳐 창조성을 발휘한다. 사람은 한 번도 먹은 적 없는 음식을 소화해내고, 한번도 하지 않은 생각을 해내고, 한 번도 보지 못한 춤을 출 수 있다. 세포는 오래된 습관에 집착하지 않는다.

6. 존재 : 세포는 휴식하고 활동하는 우주적인 순환의 법칙을 따른다. 이 순환의 법칙은 여러 가지로 나타난다. 호르몬 수치나 혈압이 오르락내리락한다든지 오장육부의 사이클이 자연의 리듬에 반응하는 예가 그것이다. 그렇지만 가장 확실한 증거는 수면이다. 사람이 수면을 취해야만 한다는 사실은 의학적인 미스터리다. 그러나 우리가 잠이 주는 수혜를 즐기지 않는다면 몸의

기능에 어떤 장애가 일어날 것이다. 잠들어 있는 그 침묵의 시간 동안 우리 몸의 미래가 싹트고 있다. 생명은 결코 강박적으로 활동하거나 공격하려 들지 않는다.

7. 효율성 : 세포들은 에너지의 소비를 가능한 한 최소화한다. 대표적으로, 세포는 그 세포벽 내부에 단지 3초 동안만 음식과 산소를 저장한다. 음식과 산소를 반드시 다시 공급받으리라고 확신하는 것이다. 세포는 과도한 음식과 공기, 물을 소비하는 법이 없다.

8. 연결 : 세포는 공통의 유전 형질을 지녔기 때문에, 기본적으로 사로가 같다는 것을 알고 있다. 간세포와 심장세포가 다르고, 근육세포와 뇌세포가 다르다고 해서 공통적으로 지니 형질이 달라지는 것은 아니다. 어떤 실험에서 세포의 공통적인 근원을 활용해 근육세포를 심장세포로 전환할 수 있었다. 건강한 세포는 아무리 많이 분열되었어도 그 근원과의 연결성을 유지한다. 그들에게 소외란 없다.

9. 베풂 : 세포가 가장 우선하는 활동은 다른 세포들이 온전하도록 아낌없이 베푸는 것이다. 완전히 헌신함으로써 자신은 자동적으로 돌려받을 수 있다. 자연적인 순환의 법칙에 따르면 그렇다. 세포가 몰래 축적하는 일이란 없다.

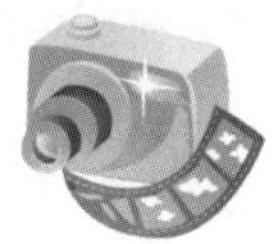

제2장 생명의 메시지 자각하기[7]

질병은 내 몸에서 일어나는 반응이다. 질병도 하나의 생명의 반응일 뿐이다. 아픔과 통증, 불편한 느낌은 다시 생명의 근원(본원)으로 되돌아오게 하려는 생명의 반응이다. 지금까지 우리는 질병으로 부정적으로만 바라보았다. 만약 질병과 고통이 생명의 근원으로 되돌아오게 하려는 생명의 반응임을 자각한다면 이내 질병과 고통 아픔에 대해서 고마움을 느끼게 된다. 이때 비로소 어두운 생각과 감정에서 벗어나 놀라운 치유가 시작된다.

1. 눕거나 또는 편하게 앉은 자세로 몸의 긴장을 풀고 눈을 감는다.

2. 약 1-2분 정도 천천히 복식 호흡을 한다.

3. 이제 호흡에 대한 의식을 잊고 자신의 질병이나 고통, 아픔, 불편한 느낌을 거부하지 말고 있는 그대로 받아들여 느껴지는 대로 느껴본다.

4. 모든 주의를 아픔이나 느낌 속으로 보내 온 몸으로 그것을 경험하면서 아픔이나 고통 불편한 느낌이 어디서 오는 것인지 그것

---

7) 본 장에서 소개하는 명상에 관한 자료는 의식개발의 탁월한 도구로 각광을 받고 있는 '아바타프로그램(Avatar Program)'의 전문교사이며 의자인 전홍준박사의『완전한 몸, 완전한 마음, 완전한 생명』에서 일부 인용, 요약하였다.

을 찾아서 주의를 넓혀 나간다.

5. 어떤 생각, 인상, 감정이 떠오르더라도 거부하지 말고 그것을 따라가다 보면 어느 순간 "아! 이것이 네 몸에 병을 만들어 낸 근원이다"하는 통찰이나 가슴이 울리는 느낌을 갖게 된다.

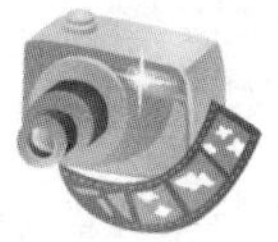

제3장 행복의 명상

어떤 사람이 온 몸을 항상 행복감에 충만하게 할 수 있다면 그는 자연치유력의 욕조 가운데 몸을 담그고 있는 것이나 다름없다.

1. 몸의 긴장을 풀고 천천히 1-2분 정도 복식호흡을 한다.
2. 이제 호흡에 대한 의식을 잊고 과거에 가장 행복했던 일, 혹은 가장 행복할 것이라고 상상되는 어떤 일을 떠 올린다. 그 행복한 일을 가슴으로 느낀다.
3. 잠시 후 행복한 일 자체는 잊어버리고 행복한 느낌만 남게 한다.
4. 이제 가슴 속의 행복감을 최대로 크게 증폭시키면서 그 극대화한 행복감을 온몸으로 확대시킨다.
5. 전신의 모든 세포가 행복감으로 충만하게 되어 몸 자체가 곧 행복덩어리라고 상상하며 그렇게 느낀다. 이 느낌을 계속 유지한다.

이 과정에서 문득 아픈 몸의 고통이나 걱정이 떠오른다면 나의 행복에너지로 충분히 감쌀 수 있다고 생각하며 그것들을 가슴의 행복감으로 껴안는다. 또한 거부감이 드는 대상이 떠오를 때도 환하게 웃고 있는 대상의 얼굴을 상상하면서 나의 행복의 에너지로 그를 포옹하며 "당신을 사랑합니다, 감사합니다"라고 속삭인다.

내가 이루고자 하는 어떤 일이나 목표를 위해서도 이 행복의 명상을 활용할 수 있다. 이미 그 일이나 목표가 성취되었다고 믿고, 그 성취된 느낌을 온 몸의 행복감으로 느끼면서 모든 세포에 그것을 각인시킨다고 상상하면 된다.

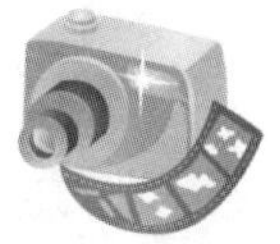

제4장 사이먼트의 죽음 다루기 훈련

1. 조용한 분위기에서 편안한 자세로 누운 자세를 취한다.

2. 1-2분 정도 복식호흡을 통해 긴장된 몸과 마음을 이완시킨다.

3. 긴장이 풀렸다고 생각되면 이제 죽음을 맞이하고 있는 자기 자신을 응시한다. 마치 그동안 애지중지하게 기르던 애완동물이 죽어가고 있는 모습을 연민의 정으로 바라보듯이 바라본다.

4. 자신의 죽음의 순간을 상상해 본다. 자기의 시신 옆에 둘러 앉아 있는 사람들을 그려본다. 그들이 자기의 죽음 앞에서 어떻게 반응하고 있는가? 그들이 무슨 말을 하며 어떻게 느끼고 있는가? 그 자리에서 일어나고 있는 일들을 충분한 시간동안 상상해 본다.

5. 자기 자신의 입관 절차와 이어서 장례의식이나 추도행사를 그려본다. 여기에는 누가 참석하고 있는가? 그들은 무슨 이야기를 하고 있으며 어떤 느낌을 가지고 있는가? 역시 충분한 시간을 들여 상상해본다.

6. 자기 몸이 죽은 후에 자기의식에 무슨 일이 일어나고 있는가? 몸이 죽은 다음에 자기의식이 찾아간다고 생각하는 곳으로 의

식을 보낸다. 그곳에서 조용히 머물면서 몇 분 동안 그곳을 느
낀다.

7. 이제 자기의 의식을 우주 가운데로 떠나보낸다. 우주의 근원이
자 내 생명의 근원이라고 생각되는 곳에 자기가 있다는 느낌이
들 때까지, 즉 생명의 근원과 하나 되는 순수의식의 차원에 있
다는 느낌이 들 때까지 거기에 머문다.

8. 이제 여기에서 지난 인생을 회고해 본다. 자기가 즐겨서 한 일
은 무엇인가? 생전에 꼭 이루고자 했던 목표는 무엇이었나? 무
슨 일 때문에 분노했는가? 그 분노를 지금도 가지고 있는가?

9. 이제 당신은 생명의 근원에 안주하겠는가? 아니면 어떤 천상에
서 행복을 누리겠는가? 그것도 아니면 다시 새로운 몸을 가지고
이 세상으로 돌아와 새 인생을 설계하겠는가? 생명의 근원이나
천상에 안주하기로 결정하였다면 그 곳의 모습은 이러할 것이
라고 자신이 이해하고 상상하는 대로 그곳의 모습을 충분한 시
간을 들여 경험한다.

10. 만일 인간 세상에 다시 돌아오기를 결정했다면 지난 생과 같은
부모를 선택하겠는가? 아니면 새로운 부모를 선택하겠는가?
새로운 부모의 모습은 어떠하며 어떤 인품을 가지고 있는가?

형제자매는? 그들은 지난 생과 같은 형제자매인가, 아니면 다른 형제자매인가? 직업은 무엇으로 할 것인가? 새로운 인생에서 가장 중요한 일은 무엇인가? 새로운 인생 전반에 대해서 주의 깊게 살펴본다. 죽음과 재생이 자기 삶속에서 계속 이어져 있음을 음미해본다.

11. 마음속으로 이미 죽음과 재생의 과정을 경험했으니 인생의 과정에서 죽음과 재생이라는 것이 이와 같은 과정을 거치는 것이구나 하고 그것을 받아들인다. 이 과정에서 충분한 시간동안 그것을 경험한다.

12. 천천히 눈을 뜨고 현실로 돌아와 완전히 깨어난다.

이 방법은 죽음에 대한 공포를 없애주는데 있다. 이 훈련을 경험해 보면 죽음이 결코 두렵거나 고통스러운 것이 아니라는 것이다. 자기 장례식을 상상했을 때는 " 아, 내가 세상에 없어도 가족들과 친구들이 그런 대로 살아가겠지"하는 생각에 마음이 편안해지는 것을 느낄 수가 있으며, 생명의 근원이나 천상에 머물기로 결정한 사람은 내 몸이 죽더라고 내 생명 자체는 조금도 훼손됨이 없이 영생한다는 것을 확신할 수 있으며, 인간 세상에만 삶이 있는 것이 아니라 인간 세상을 떠나니 더 편안하고 행복한 삶이 있는 것을 자각하기도 한다. 새롭게 태어나는 사람들은 새로운 인생을 계획하고 자신이 원하는 인물로 다시 태어나는 것을 상상해 봄으로써 내면에 커다란 변화가 일어나고 죽음이야말로 자기가 원하는 인간으로 다시 나아가게 하는 새로운 길목이라는 것을 자각하게 한다.

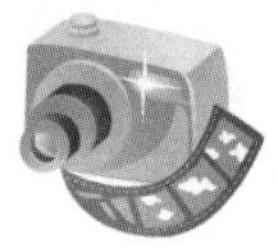

제5장 빛 명상법

프랑스 의자 고드프로이가 제안한 '빛의 명상법'이다 이것은 일종의 긴장이완과 상상법이다. 환자, 가족, 치료자가 이 방법을 함게 한다면 공명파동을 통한 상승효과를 기대할 수 있다.

1. 편안히 눈을 감은 뒤 마음과 몸은 이완시키고 천천히 복식호흡을 1-2분정도를 한다.

2. 이제 호흡에 대한 생각은 잊어버리고 밝고 영롱한 빛이 자신의 머리 위에서 정수리를 비추고 있다고 상상해 본다. 그 빛의 색깔은 자신에게 편안함을 주는 색깔이면 무슨 색이든 상관이 없다.(약 1분간)

3. 이제 그 빛이 정수리를 통해서 머리속으로 스며들어 온다. 머리 내부는 빛으로 가득 차 있다.(약 1분간)

4. 이 빛은 목을 통해 양쪽 어깨로 흘러가 손가락 끝까지 가득 채우며, 다시 목을 통해 흘러 내리는 빛은 온 가슴을 가득 채운다. 머리에서 가슴까지 온통 빛뿐이다. (약 1분간)

5. 이 빛은 가슴에서 배로 천천히 흘러내려 복부를 가득 채운다.

머리에서 배까지 온통 빛으로 가득 차 있다.(약 1분간)

6. 빛은 이제 양측 대퇴부를 타고 두 다리로 흘러내려 간다. 이제 머리끝에서 발끝까지 온몸은 오직 빛으로 충만해 있다.(약 1분간)

7. 빛만 존재할 뿐, 이제 내 몸은 없으며 내 몸이 없으니 자연히 질병도 아픔도 없다. 있는 것이라곤 오지 빛뿐이다.(약 1분간)

8. 이제 이 빛은 모든 방향으로 확산되면서 밖으로 흘러 나간다. 한없이 멀리 퍼지는 빛이 온 우주를 가득 채운다. 이제 우주는 오직 맑고 고요한 빛으로 충만해 있다.(약 1분간)

9. 이제 내 몸도 어떠한 물질도 없으며 영원히 계속될 생명의 빛만 가득하다. 이제 이 빛이 바로 나의 참 생명이다.(약 2분간)

10. 이제 온 우주가 하나의 생명이므로 모두를 다 용서하고 받아들일 수 있으며, 이제 온 우주가 바로 내 생명이므로 모두를 무조건적으로 사랑할 수 있다. 큰 사랑이 담긴 생명의 빛이 온 우주로 한없이 멀리 퍼져 나가고 있는 인상과 느낌을 가진다.(시간 제한 없음)

눈을 뜬 후에도 연습하는 동안과 같은 빛의 영상적 이미지와 사랑의 느낌을 계속 간직하도록 하는 것이 이 연습의 목표이다.

제6장 내맡김

　내맡김은 삶의 흐름을 거스르지 않고 따른다는, 단순하면서도 심오한 지혜이다. 자신이 삶의 흐름을 경험하는 유일한 장소는 ‘지금’이므로, 내맡김이란 지금의 순간을 무조건적으로 기꺼이 받아들이는 것이다. 있는 그대로에 대한 내면의 저항을 포기하는 것이다. 내면의 저항은 마음의 판단과 부정적 감정을 통해 있는 그대로에 대해 ‘아니다’ 라고 말하는 것이다.

　내맡김은 순수한 내적 현상이다. 외부적으로 행동을 취하지 않는다는 의미도 아니고, 상황을 변화시키지 않는다는 의미도 아니다. 사실, 내맡긴다고 해서 모든 상황을 다 받아들여야 하는 것은 아니다. 자신은 단지 ‘지금’ 이라 불리는 미세한 조각을 받아들이기만 하면 되는 것이다. 내맡김의 상태 속에서는 완전히 다른 에너지에 연결해 주며, 자신의 행위에 존재가 주입되면 생명 에너지가 활기를 띠고 자신을 지금 속으로 더 깊이 데려간다.

　자신의 미래를 결정하는 것은 무엇일까? 이 순간 자신의 의식 수준이다. 그러므로 긍정적인 변화를 위해서는 내맡김이 그 무엇보다 중요하다. 자신이 취하는 행위는 그 다음이다. 내맡기지 않은 의식 상태에서는 진정한 긍정적 행동이 나올 수 없다. 내맡김이 상태에 있을 때, 자신은 무엇을 행해야 할지 분명하게 알아차릴 수 있다. 그래서 한 번에 한 가지씩 집중하면서 조치를 취하게 된다.

자신이 취할 수 있는 행동이 아무것도 없다면, 그 상황에서 벗어날 길도 없는 것이다. 그럴 때는 더 깊이 내맡겨 '지금' 속으로 '존재' 속으로 들어갈 수 있는 기회로 삼아라. 자신이 영원한 현재의 차원에 들어가면, 자신 쪽에서 많은 수고를 들이지 않아도 신기하게 변화가 찾아오는 일이 많아진다. 삶이 자신 편이 되고 협조적이 된다. 만일 두려움, 죄의식, 무기력과 같은 요인들이 자신이 행동을 취하는 것을 막는다고 해도, 생생하게 깨어 있기만 하면 그것들은 현존의 빛 속에서 녹아 버릴 것이다.

내맡김이 상태를 '나는 더 이상 신경을 쓸 수가 없다' 거나 '더 이상 상관하지 않겠다' 는 태도와 혼동하지 마라. 자세히 들여다보면 그러한 태도는 숨겨진 원망이 담긴 부정적 감정으로 오염되어 있으며, 내맡기는 것이 아니라 오히려 가면을 쓴 저항일 뿐이다. 내맡길 때 안쪽으로 주의력을 돌려서 저항의 흔적이 남아 있지는 않은지 점검한다. '지금' 에 완전하게 현존한다면, 대부분의 부정적 감정은 즉시 용해될 것이다. 부정적 감정은 현존 속에서 살아남을 수 없다. 그것은 자신이 부재할 대에만 살아 있을 수 있다. 업장조차도 현존 속에서는 그리 오랫동안 지탱하지 못한다. 자신은 불행이 머물 수 있도록 시간을 줌으로써 그것을 살아 있게 한다. 시간은 불행의 생명줄이다. 현재 순간을 확고하게 인식함으로써 시간을 제거하면 불행은 죽어 버린다.

영적 차원이 자신의 삶 속에서 살아 있는 현실이 되는 것은 온전한 내맡김이 이루어져야만 비로소 가능한 것이다. 이 세상을 움직이는 것은 마음 에너지이다. 그것은 우리의 문명을 구성하는 기존의 사회적 · 경제적 구조를 만들어 냈으며, 우리의 교육체계와 대중매체를 통해 자기 자신을 지탱하고 있다. 자신이 내맡김을 실천하게 되면, 이 마음 에너지보다 훨씬 더 높은 주파수의 에너지를 발산하게 된다. 내맡김을 통해 영적 에너지가 이 세상에 들어온다. 영적 에너지는 고요하지만 강렬한 현존이며, 무의식적인 마음자리를 용해한다. 무의식적인 마음자리는 잠시 동안은 살아남을지 모르지만, 결국엔 더 이상 자신의 삶을 지배하지 못하게 될 것이다. 저항을 받고 있었던 외부 조건들 역시 내맡김을 통해 변화되거나 녹아 버린다. 영적 에너지는 상황과 사람을 변화시키는 강력한 힘이다. 환경이 얼른 바뀌지 않는다고 해도, ‘지금’을 받아들임으로써 환경을 극복할 수 있을 것이다. 외부 상황이 바뀌든 바뀌지 않든 자신은 자유롭게 되는 것이다.

내맡긴다고 해서 지금 있는 것을 변화시킬 수 있는 것은 아니다. 적어도 직접적으로 변화시키는 것은 아니다. 내맡김은 자신을 변화시킨다. 자신이 변화될 때 자신의 세상 전체가 변화된다. 왜냐하면 세상이란 하나의 반영에 불과하기 때문이다. 거울에 비친 모습이 마음에 들지 않는다고 해서 거울을 향해 공격한다면 그 사람은 분명 제 정신이 아니다. 내맡기지 않은 상태에서 하는 모든 행동은 그와 같다. 자신이 거울 속의 이미지를 공격한다면, 그것은 당연히 자신에게 반격할 것이다. 어떤 이미지라도 그대로 받아들이고 다정하게 대하면, 그것도 우리에게 다정해질 수밖에 없다. 이것이 바로 세상을 변화시키는 방법이다.[8]

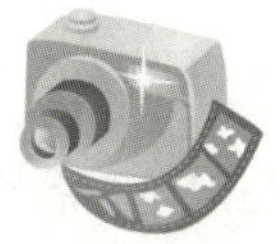

---

8) Eckhart Tolle, The Power of Now, Namaste Publishing Inc(1997), p.47

제7장 바울의 질병과 기도

바울에게도 질병이 있었다. 그 질병을 성경은(고후12:17) '육체의 가시'라고 표현했다. 고향을 떠나 이방지역에 처해 있을 때 질병을 앓는 것처럼 서러움도 없다. 더구나 사역을 하는 사람에게 있어서 질병은 사람을 위축하게 하고 사역에 결정적인 방해가 되기도 한다. 그래서 바울도 '육체의 가시'인 질병이 떠나도록 예수께 세 번이나 간구 하였다. 그러나 예수는 육체의 가시인 질병이 바울에게 있는 것이 오히려 하나님의 은혜이며 족한 것이라고 말한다. 그리고 하나님의 능력은 질병을 앓고 있는 '약함에서 오히려 온전하여지는 것'이라고 말한다. 그래서 질병을 바라보는 바울의 태도는 변화하게 된다. 즉 자신이 받은 계시가 지극히 크므로 그것 때문에 너무 자고하고 교만하지 않도록 하나님이 은혜로 주셨다고 생각한다. 즉 지금까지 부정적으로 보았던 질병을 이제는 오히려 은혜의 통로로 본 것이다. 또한 그는 질병을 앓고 있는 자신의 몸을 하나님의 은혜가 머무는 곳으로 보고 있다. 그리고 그는 질병을 앓고 있는 자신의 상황을 도리어 기뻐한다. 그 이유는 그리스도의 능력이 바울의 약함 가운데에서 머물기 때문이다.

바울이 짊어지고 있는 현재의 질병은 분명히 고통이었다. 선교사역에 결정적인 방해가 되는 역기능이었다. 그래서 바울은 한번이 아니라 여러 번 질병이 떠날 것을 간구 하였다. 그러나 질병은 떠나지 않았다. 병은 점점 바울을 어렵게 만들었다. 그러나 바울은 자신의 몸이 약하면 약할수록 하나님을 의지할 수밖에 없었고 그리고 그의 의지는 온전히 하나님께 내맡기는 지혜로 변화되었고 드디어 그리스도의 은혜가 바울에게 머물게 되었던 것이다. 그리스도의 은혜가 바울에게 머물 수 있었던 것은 단순히 질병 때문이 아니었다. 이 질병으로 인해 그는 하나님을 더욱 의지하게 되었고 그것으로 인해 자신의 삶을 되돌아보게 되었다. 바울의 회심이 그리스도의 능력을 머물게 한 것이다.

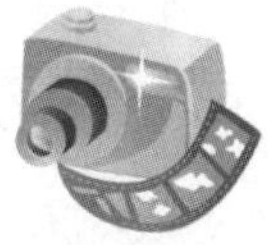

제8장 병이 주는 유익함

질병은 생명을 회복하고자하는 반응이다. 질병은 우리의 마음과 삶을 반영한다. 기침은 용납하기 힘든 부분이 있기 때문에 내면에서 저항한 표현이 기침으로 나타나는 것이다. 자신의 내면을 성찰해서 이 문제를 해결하면 기침은 곧 없어진다. 이처럼 질병은 자신의 삶을 비추는 거울이기도 하다. 따라서 질병을 부정하고 제거해야 할 것이 아니라 질병을 통해서 자신의 삶을 비추어 본다면, 지금까지 부정적으로 바라보았던 질병이 이제는 자신을 세워가는 우군임을 깨닫게 된다.

데비 사피로는 질병의 유익함을 다음과 같이 제시한다.

① 삶의 소중한 우선순위를 제공하여준다(병은 우리의 마음을 겸손하게 하고 진정으로 중요한 것과 가장 먼저 선행해야 할 것을 연결시켜 준다).

② 자신의 삶을 매우 고귀하게 느낀다.

③ 힘든 상황이나 의무감으로부터 벗어나게 해준다.

④ 병은 우리에게 매우 특별한 존재, 혹은 남들과 다른 존재, 심지

어는 매우 중요한 존재라는 느낌을 준다(병은 사랑을 갈구하고 돌봐주기를 바라는 마음의 무의식적인 외침이다).

⑤ 스스로 반성하고 충전시키며 재평가하는 계기를 마련해준다.

⑥ 병을 통해 면역체계가 완성된다.

⑦ 우리가 무시하고 억압하던 문제를 표현함으로 우리가 거부하던 부분을 받아들이도록 하다.

⑧ 병은 우리를 우리답게 하고자하는 또 다른 나의 생명적인 현상이며 이는 영적 성숙을 위한 기회이다.[9]

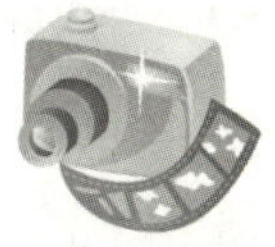

---

9) Debbie Shapiro, Your Body Speaks Your Mind, Judy Piatkus, 1996, p.56

제9장 관계회복

관계에 있어서 해결방안은 있는 그대로 받아들이고 사랑하는 일이다. 우리는 상대방을 바꿀 수 없으며 바꾸려 해서도 안 된다. 우리가 진정한 자신이기를 원한다면 그들도 진정한 그들로 인정해주어야 한다. 관계는 '깨어지는' 것이 아니다. 그리고 상대방이 자신이 바라는 인물이 아니라고 해서 관계를 '깨트릴' 수도 없다. 모든 관계는 상호작용이다. 곧 관계 속에서 서로의 모습을 거울처럼 비추고 있는 것과 같다. 마치 우리관계가 지루하게 느껴진다면 그 건 자신이 지루하다는 뜻이다. 거울이론의 긍정적인 면은 문제가 자기 안에 있으며, 따라서 접근이 가능하고 해결방법이 있다는 것이다. 상대방에게 문제가 있으므로 그들이 달라져야한다고 주장하면 안 된다. 언제나 문제는 자신이 중심이다. 자신이 자신의 운명을 만들고 있는 것이다. 자신 앞에 놓인 문제에 어떤 배움을 얻을 것인가가 자신이 할 일이다. 상대방은 자신의 문제와 자신을 들여다보도록 독특한 기회를 제공하고 있는 것이다. 우리가 어떻게 해 볼 수 있는 사람은 우리 자신뿐이다. 상대방을 바꾸려는 마음을 내려놓은 순간 환상이 제거된 사랑의 힘을 느낄 수 있다. 자신의 진실을 상대방과 나누는 법을 배워야 한다. 자신을 화나게 하는 문제에 대해 상대방과 이야기 하는 것은 전혀 잘못이 아니다. 그러나 상대방으로부터 어떤 변화를 기대하며 그것에 대해 이야기 하는 것은 옳지 않다. 생각을 공유하고 진실을 말해야 하지만, 그것이 우리가 원하는 반응을 이끌어 내기 위한 것이어서는 안 된다. 관계에는 좋고 나쁨이 없다. 그것은 단지 삶의 일부일 뿐이다. 관계에 실수란 없다. 모든 것은 정해진 대로 일어난다. 사랑하는 관계에서 자신이 미리 갖고 있는 기준을 버릴 때 신에게 선물 받은 위대한 사랑을 찾을 수 있다.[10]

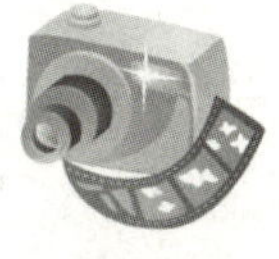

---

10) Elisabeth K?bler-Ross & David Kessler(2003), On Death and Dying, New York: Collier, 1970, p.50

제10장 행복누리기

여기저기서 꽃이 피었다가 지더니 이제는 온 산천이 푸름으로 가득하다. 우리들 마음과 영혼마저 풀빛으로 물들 듯 하다. 이 빛, 어디서 오는 것일까?

철이 바뀔 때 마다 새싹이 나고 꽃이 피고 열매가 생기고, 그 위에 바람과 구름이 머물고 햇살이 비칠 때 이들을 무심히 바라보고 있으면 내 안에서도 어느새 꽃이 피고 잎이 펼쳐지고 열매가 열리는 소리가 들린다. 안과 밖이 떨어져 있지 않고 하나가 되면, 모든 현상은 곧 우리 내면의 그림자임을 깨닫게 된다.

행복은 어디 있는가? 많은 사람들은 이미 주어져 있는 행복의 집합체인 현실을 바라보지 못하고 미래에 행복의 기준인 목표를 설정하고 그 미래에 있을 행복을 찾으려 오늘을 희생하고 있다. 그런데 정말 행복에 기준이 있는 것이고 그 행복이 미래에만 있는 것일까? 만약 행복에 어떤 기준이 있고 그것이 미래에 있는 것이라면 우리들 삶은 참으로 허망하고 미래를 위한 희생의 도구로 전락할 뿐일 것이다. 하나님은 우리들에게 "네 서 있는 곳은 성스러운 곳이니 신을 벗으라" "너는 하나님의 성전인 것과 하나님의 성령이 거하는 곳임을 알지 못하느냐"고 말씀한다. 이 말은 지금 우리가 서 있는 이 자리 이 현실, 이 상황이 바로 성스러운 곳으로 하나님의 성전이며 하나님의 성령이 거하는 곳임을 말하고 있는 것이다.

행복은 문을 두드리며 밖에서 주어지거나 찾아오는 것이 아니다. 꽃향기는 내면에서 피어나는 것이기 때문이다. 내가 서 있는 곳, 그리고 바로 내가 하나님의 성전이기 때문이다. 그래서 우리는 행복을 멀리 밖으로 찾아 나설 것 없이 자신의 일상생활에서 그것을 느끼면서 누릴 줄 알아야 한다.

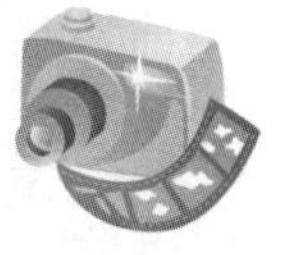

제11장 영적 성장의 문

　인간에게는 마지막 영적 성장의 문이 있다. 그 문은 육체가 죽는 순간에 잠깐 열린다. 자신이 평생 동안 영적인 깨달음을 위한 모든 기회를 놓친다고 해도 신체가 마지막으로 무너질 때 누구에게나 있는 마지막 남은 영적성장의 문이 열린다. 죽음 직전에 다시 살아났다고 하는 많은 사람들은, 대개 그 문을 찬란한 빛이라고 표현한다. 그들 중 상당수가 더없는 축복과 깊은 평화를 느꼈다고 말했다. 〈티베트 사자의 서〉에서는 '찬란하게 빛나는 무색의 공간' 으로 묘사하면서 그것이 곧 자신의 '진정한 자아' 라고 말한다. 이 문은 아주 잠깐만 열릴 뿐이며, 자신이 살아 있는 동안 현시되지 않는 세계의 차원을 경험해 보지 못했다면 놓치기 쉽다. 대부분의 사람들은 지나친 저항과 두려움을 갖고 있고 감각 경험에 지나치게 연연하며, 현시된 세상에 너무 깊이 동화되어 있다. 그래서 그 문을 보고도 두려움이 앞선 나머지 돌아서게 되고 의식을 잃어버리게 된다. 그 이후에는 대부분 무의식적이고 자동적으로 반응하게 된다. 결국엔 탄생과 죽음의 윤회를 되풀이하게 되는 것이다. 그들의 현존은 의식적인 불멸을 이루기에 충분히 강하지 못한 것이다.[11]

---

11) 소갈 린포체, 『티베트의 지혜』(The Tibetan book of Living and Dying), 오진탁 옮김, 민음사(1999)

　　임종이 가까워진 상황이나 육체적인 형상이 분해되는 죽음 자체는 항상 영적인 깨달음을 위한 크나큰 기회이다. 그러나 안타깝게도 대부분은 그 기회를 놓쳐버린다. 우리가 살고 있는 문화라는 테두리 안에서는 진정으로 중요한 것에 대해 거의 전적으로 그러하듯, 죽음에 대해서도 거의 완전한 무지 상태에 있기 때문이다.

　　모든 문은 죽음의 문이다. 거짓 자아가 죽는 문이다. 그 문을 통과할 때, 심리적인 마음이 만들어낸 눈에 보이는 모습으로서의 자신은 막을 내린다. 그 때 자신은 눈에 보이는 모습과의 동일시가 환상이었던 것과 마찬가지로 죽음 또한 환상이라는 것을 깨닫는다. 죽음의 환상이 끝나는 것일 뿐이다. 환상에 매달리고 집착하기 때문에 죽음이 고통스러운 것이다. 죽음이 가까워진 것을 느낄 때, 자신은 행복할 수 없다. 그것은 불가능하다. 그러나 평화롭게 존재할 수는 있다. 슬프고 눈물이 나겠지만 저항하는 마음을 버린다면, 그 슬픔 아래서 깊은 평화와 고요, 그리고 신성한 현존을 느낄 것이다. 그것이 존재의 발산이고 내면의 평화이며 대립이 없는 선이다.[12] 나는 나뭇잎에게 물어 보았다. "그렇게 단정하고 단호하게 떨어지는 것이 가능한 것이냐, 떠나는 게 무섭지 아니하냐."고. 나뭇잎이 대답했다. "아뇨, 봄과 여름 내내 나는 완전한 생명을 누렸어요. 잎의 형태를 띠었지만 나는 나무 전

12) Eckhart Tolle, The Power of Now, Namaste Publishing Inc(1997), p.78

체예요. 이 가지에서 떨어질 때, 나는 나무에게 손을 흔들며 말을 해요. '곧 다시 만나자' 라고". 나무를 보면 땅-뿌리-몸통-가지-잎-하늘이 하나로 연결되어있다. 어느 곳이 땅-뿌리-몸통-가지-잎-하늘을 구분할 수 있는지 참으로 알 수 없다. 이들은 그저 하나로 연결되어 있을 뿐이다.

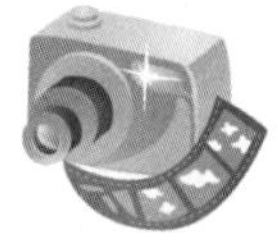

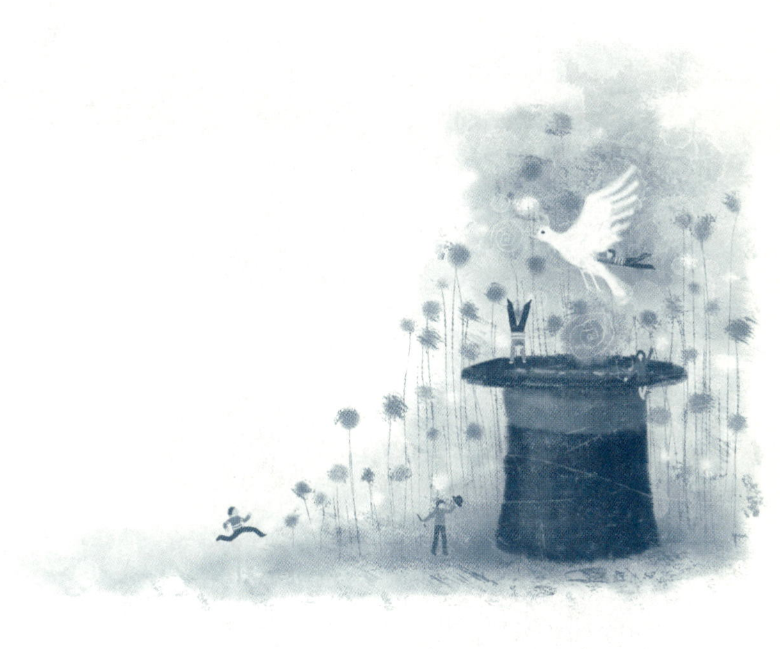

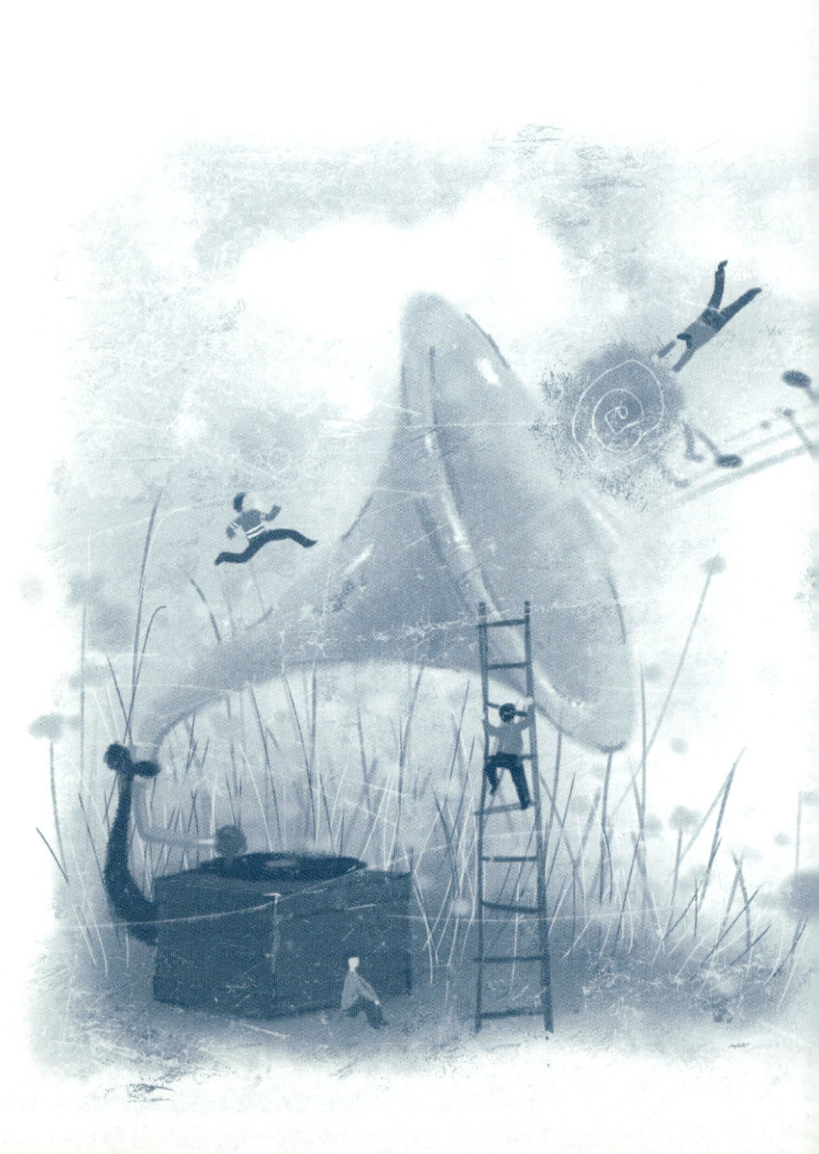

임종준비와 임종영성프로그램의 실제

Preparation of Death and Well-Dying Program

제4부 임종준비와 임종영성프로그램의 실제

Preparation of Death and Well-Dying Program

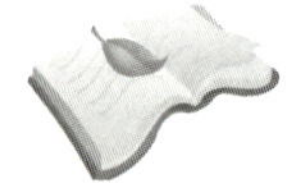

　　임종프로그램은 죽음을 맞이하는 환자를 대상으로 한 프로그램으로, 병리학적인 접근보다는 환자의 삶과 인간관계, 인식의 문제를 근원적으로 재조정하여 질병을 통해 삶과 생명, 만남, 관계의 의미를 자각함으로 치유에 이르는 치유프로그램이다. 특히 말기 환자의 경우 질병과 투쟁하기보다는 남아있는 환자의 삶을 심미적인 관점에서 접근하여, 임종과정에 있어서 영적 성장의 기회를 제공하며, 환자를 둘러 싼 환경, 즉 가족, 이웃, 의자, 삶의 관계를 온전히 연결하고 올바른 관계가 형성 되도록 이끌어 주며, 환자중심의 자연의학, 보완

및 대체 통합프로그램을 제공하는 치유프로그램이다. 그래서 임종프로그램은 질병과 죽음보다는 질병을 앓고 있는 환자의 주체적인 인식과 존재방식, 죽음을 맞이하는 그의 삶의 방식에 더 큰 초점을 맞추고 있다.

An Well-Dying Program is for inpatients with terminal condition. An Well-Dying Program concerns not only patients' pathological status but also their psychological problems from personal relations and mental status so that they recognise meanings of their lives and relationships. By this care, patients can improve their self-healing ability. Especially in the case of terminal cancer patients, this care helps them approach to their own lives from an aesthetic point of view rather than fight against disease so that they can have an opportunity to achieve spiritual growth. Thus, an Well-Dying Program is focusing on the way of life such as patients' independent awareness and acceptance of their ends.

제1장 죽음의 심리적 5단계

의자로부터 1년 미만의 시한부 선고를 받을 때 나타나는 환자의 심리상태를 엘리자베스 퀴블러로스는 다음의 5단계로 분류한다.[13]

1. 부 정 (Denial)

부정은 임종에 가까운 대부분의 환자가 경험하는 첫 단계는 부정으로 환자 들이 자신의 병이 치유될 수 없는 것임을 알게 될 때 나타나는 현상 이다. 부정은 환자의 언어나 행동에 의해 나타난다. 즉 "아니야, 난 믿을 수 없어, 나에게는 그러한 일이 일어날 수 없어" 라는 표현을 흔히 하게 되고 환자는 진단을 잘못 내렸다는 생각과 좀 더 나은 진단이 내려지기를 바라는 마음에서 여러 의자와 여러 병원을 찾아다니게 되며 환자는 검사 결과가 다른 사람의 것과 바뀌지 않았나 생각하기도 한다. 부정의 단계에서 부정을 표현하는 환자의 말과 행동의 몇 가지 예는 다음과 같다.

* 다른 사람의 일인 것처럼 심각하지 않게 증상을 이야기한다.
* 죽음에 대해 전혀 이야기하지 않으며 죽음에 대한 말이 나오면

즉시 말을 돌린다.

* 공개적으로 "나는 그것을 믿지 않는다."라고 말한다.

* 비의학적 치료법이나 신을 통해 치유 받고자 노력한다.

* 자신의 질병이나 증상에 대해 질문하지 않는다.

* 증상이 자연히 없어지기를 기대하면서 치료를 거부한다.

* 신체나 외모의 급작스러운 변화를 인정하려 하지 않는다.

* 질병을 가벼운 것으로 이야기한다.

* 아직 죽을 수 없는 이유를 설명한다.

* 어떤 병인지 알지만 자신은 꼭 회복될 것이라고 확언한다.

따라서 치유사는 환자가 부정의 단계에 있다는 사실을 알아야 하고, 환자에게는 부정할 시간적 여유가 있어야 함을 이해해야 한다. 어느 정도 시간이 경과한 다음 환자가 사실을 직면할 준비가 되어 있다고 생각했을 때 환자로 하여금 자신의 병에 대해서 좀더 현실적인 견해를 갖도록 도와주어야 한다. 만일 환자가 그의 임박한 죽음에 관해서 누군가와 대화를 할 수 있다면 고통이 조금이나마 덜어질 것이다.

2. 분 노 (Anger)

　환자는 "하필이면 내가"라고 말하면서 자기 자신에게나, 사랑하는 사람에게 혹은 병원 직원에게 또는 신에게까지 분노를 직접적으로 표현한다. 이 분노의 단계는 가족들이나 직원들이 극복하기가 매우 어렵다. 그 이유는 분노가 수시로 바뀌고 감정을 주위 환경에 전가시키기 때문이다. 가족에게나 간호사에게 자주 불만을 터뜨리며 의자에게도 불만이 많다.

　따라서 환자의 가까이에 있는 사람(가족이나 간호사)은 무엇을 하든지 간에 더 자주 환자의 분노의 대상이 된다 이러한 경우 치유사는 환자가 왜 그러한 행동을 하는지 이해하려고 노력해야 한다. 환자의 이러한 태도는 주위의 건강한 사람들의 건강을 질투하는 것이며 일찍 죽지 않아도 되는 사람들에 대하여 분노를 느끼는 것이다. 환자는 자신은 곧 죽게 되고 사람들이 자기를 잊을 것이라는 사실을 받아들이기 힘들기 때문에 목소리를 높이고 불평을 하며 주위로부터 관심을 끌려고 노력한다. 이때 치유사나 의료진이 환자의 분노의 원인을 생각하지 않고 사적인 일로 받아들이며 분노에 반응을 보인다면 환자는 더 심한 분노를 일으킬 것이며 환자의 적대적 행동은 심해질 것이다.

만일 치유사나 가족이 환자로 하여금 그의 분노를 표현하도록 한다면 환자는 편안해 하고 목적 없이 치유사를 자주 부르거나 괴롭히지 않을 것이다. 환자가 존경과 이해와 관심을 받으며 그를 위해 충분한 시간을 할애한다는 것을 알면 그의 목청은 한결 낮아지고 성난 요구도 훨씬 줄어들게 되며 자신이 아직도 가치 있는 인간, 보살핌을 받는 사람, 할 수 있는 데까지는 활동이 허락된 인간임을 자각하게 된다.

3. 타 협 (Bargaining)

첫 단계에서는 자신에게 주어진 현실을 완강히 거부하고, 둘째 단계에서는 사람들과 신에게 노골적으로 분노를 표현하고 나면, 이제 환자는 타협을 시도한다. 그래서 불가피한 사실을 어떻게든 연기하려는 시도를 하게 된다. 예를 들면 과거의 경험으로 미루어 착실한 행동을 보이고 특별한 헌신을 하기로 맹세함으로써 그 보상을 받을 수 있다고 생각하며 그의 소망은 생명을 연장하는 것, 며칠이라도 좋으니 통증이나 신체적 불편 없이 보냈으면 하는 것 등이다. 타협은 대개가 절대자와 하는 타협들이다.

4. 우 울 (Depression)

　이제 더 이상 자기의 병을 부인하지 못하게 될 때, 증상이 더 뚜렷해지고 몸이 현저하게 쇠약해질 때, 환자는 초연한 자세와 무감동, 분노와 격정은 머지않아 극도의 상실감으로 바뀌며 심한 우울증에 빠진다. 이 단계에는 두 가지 종류의 우울증이 있는데, 그 하나는 반작용적인 우울증이라 부르며 이것은 과거나 현재의 손상과 관계된다. 환자는 부모 없이 남게 될 아이들에 관하여 또는 막중한 경제적 부담을 지게 될 가족에 대한 걱정을 한다. 또 다른 우울증은 그가 사랑했던 모든 사람과 물건, 그 자신과 그에게 중요했던 모든 것의 손실과 관련이 되었을 때 일어나는 예비적 우울증이며, 이 단계에서 환자는 아주 조용히 있기도 하고 울기도 한다.

　따라서 이 단계에서는 환자가 슬픔에 젖도록 놓아두어야 하며 그가 감정을 표현할 기회를 필요로 할 때 옆에 가만히 앉아 있거나 혹은 이야기를 하며 조용히 귀담아 들어 주고 부드럽게 대해 주는 것이 좋다. 이러한 우울증에 빠질 때 환자는 별로 대화를 원하지 않으며 환자는 자기와 같이 느끼고 슬퍼하며 자기 옆에 있어 줄 사람을 필요로 한다.

5. 수 용 (Acceptance)

　이제 환자가 시간의 여유가 있으면, 또한 앞서 기술한 과정을 거치면서 도움을 받았다면, 그는 자기 '운명'을 두고 분노하거나 우울해 하지 않는 다음 단계에 들어간다. 그는 이전에 자기 심중을 거쳐 간 감정들을 털어놓을 여유가 생기는 것이다. 산사람과 건강한 사람에 대한 질투와 분노를 이야기할 것이고 머지않아 자기는 귀하게 여기는 사람들과 정든 곳을 잃게 되리라고 한탄할 것이며 또 어떤 기대를 가지고 다가오는 미래를 바라볼 것이다. 환자는 대개 극도로 지치고 쇠약해지며 감정의 공백기를 가진다. 수용을 행복한 감정의 단계라고 생각해서는 안된다. 고통이 지나가고 몸부림이 끝나면, "머나먼 여정을 떠나기 전에 취하는 마지막 휴식"의 시간이 오는 것이다.

　따라서 임종환자가 일종의 평안과 수용의 단계로 들어감에 따라 그의 관심의 세계는 점점 좁아진다. 이때 환자는 혼자 있고 싶어 하고 때로는 문병객을 반가와 하지 않으며, 사람이 방문을 해도 이야기를 나눌 기분이 아닐 때가 많다. 그리고 의자소통은 언어보다도 무언의 대화로 바뀐다. 임종하는 사람을 앞에 두고도 침착할 줄 아는 사람에게는 이 침묵의 순간이야말로 가장 뜻 깊은 의자소통이 이루어지는 순간이기도 하다. 죽어가는 사람의 느낌을 수용할 때 환자와의 의자

소통에 놀라운 영향력을 미치게 된다. 뿐만 아니라 버림받지 않았다는 확신에서 큰 위로를 받게 되며 동시에 자신은 사랑받고 있으며 값있고 소중한 존재임을 인식하게 된다. 이 시기는 환자 못지않게 가족이 도움과 이해와 격려를 필요로 하다. "나는 지금 무엇을 할 수 있을까"하는 물음에 실제적인 환자의 임종준비에 대해 알려 주고 사랑하는 사람의 죽음을 받아들여야 하는 가족의 상실감을 포용해 주어야 한다.

그러나 중요한 것은 자신의 상황을 받아들인 후에야 진정한 치료가 시작된다는 점이다. 따라서 이 다섯 단계의 과정을 겪는 시간이 짧으면 짧을수록 치료를 빨리 시작할 수 있고, 예후 또한 좋다는 것을 기억해야 한다. 가족은 환자의 심리를 충분히 이해하려고 노력해야 하며 적극적으로 도와주어야 한다. 마찬가지로 임종프로그램은 환자로 하여금 되도록이면 위의 다섯 단계를 빨리 지날 수 있도록 유도할 뿐만 아니라 각 과정마다 자신이 느끼는 감정과 심리를 충분히 느낌으로써 빨리 다음 단계를 거치면서 하루빨리 치유의 과정을 밟을 수 있도록 유도하여야 한다.

제2장 평온하고 품위 있는 임종을 위한 준비

임종영성프로그램은 죽어가는 사람이 아무리 많은 고통과 어려운 상황에 접해 있어도 인간의 존엄성과 품위를 유지한 채 삶을 마감할 수 있도록 그의 감정과 정서, 인간관계를 회복시키는 프로그램이다. 여기에서 임종환자를 돌 볼 때 가장 중요한 점은 사랑을 전하는 것이다. 떠나는 사람이나 보내는 사람, 그리고 케어 하는 사람들이 모두 어떠한 조건이나 집착 없이 온 마음으로 사랑을 전하고 자유로운 영성을 유지할 수 있도록 하는 점이다.

실제로 죽어가는 환자나 이를 바라보는 가족들이나 사랑하는 사람들이 서로에 대한 집착과 사랑 때문에 떠나지도 못하고 떠나보내지도 못한 나머지 다 많은 슬픔과 고통, 그리고 아픔을 겪게 되는 것을 본다. 그러나 우리 모두가 죽음을 겪게 되는 존재들이며, 또 죽음을 겪게 되는 존재들은 모두 근원적인 순수한 사랑의 결과들이라는 것과 끊임없는 변화의 생사의 과정을 겪으면서 비로소 존재들이 성장한다는 사실을 인정한다면 슬픔과 아픔 속에서도 우리는 심오한 존재들의 현현을 느낄 수 있을 것이다.

이러한 참된 마음의 본성으로부터의 사랑과 이해는 너무나 심오하고 신성하기에 미지에 대한 불안과 두려움을 쫓아버리고 걱정으로부터의 피난처를 제공하며 고요와 평화를 그리고 죽음과 죽음 너머에서 영감을 불러일으키는 힘이 있게 된다. 따라서 환자와 이를 바라보는 모든 존재자들의 영적상태는 죽음에 있어서 절대적으로 중요하다. 각자의 존재 상태는 죽어가는 환자를 안심시킬 수 있거나, 남아있는 가족이나 사랑하는 사람을 위로할 수 있다. 그의 근원적인 확신과 신뢰, 희망과 의미를 불러일으킬 수 있다. 우리는 죽음을 통해 비로소 각자의 존재의 의미와 가족과 관계의 의미를 깨달을 수 있다.

임종환자는 모두 평온함과 성취감 속에서 죽음을 맞이할 수 있어야 한다. 이러한 평온함과 성취감은 단순히 죽음의 문제를 넘어 인간 존재의 근원적 아름다움과 존재의 의미를 깨닫게 한다.

죽음을 맞이하는 사람을 위해 해 줄 수 있는 두 가지 중요한 일이 있다. 첫째는 죽어가는 환자에게 자신의 사랑을 전하고 그들을 놓아주는 것이다. 그들이 사랑 속에서 평온하게 죽음을 맞이할 수 있도록 해주는 것이다. 그에게 사랑을 보내고, 작별인사를 하고, 조용히 그의 여정에 행운을 빌어줄 때 떠나는 자와 보내는 자 모두 평온함과 사랑을 느낄 수 있다. 둘째는 죽어가는 사람이 어떤 종교적인 믿음을 가지고 있든 간에 죽음의 순간에 성취할 수 있는 영적인 깨달음의 기회를 준비할 수 있도록 의미 있는 기도를 하게끔 격려하는 것이다.

대부분의 사람들은 인간을 더 이상 치료불가능하다고 판단될 때 전원 스위치를 꺼버리면 정지하는 기계에 불과하다고 생각한다. 그러나 이러한 인식은 인간의 영적 차원에 대한 이해가 결여된 것이라고 본다. 그리고 이러한 인식은 죽음을 앞둔 사람이나 가족, 사랑하는 사람으로 하여금 죽어감이 주는 마지막 성장의 기회의 능력을 빼앗을 뿐만 아니라, 이들의 괴로움과 고통을 수치스럽고 죄책감을 가지게 함으로써 품위 있게 죽음을 맞이할 수 있는 기회조차 앗아간다. 다른 한편으로 자신이 죽어간다는 사실을 안 환자로 하여금 개인적, 도덕적 패배자로 단정 짓거나 죄책감에 시달리게 하여 괴로움을 더욱 심화시킨다.

인간의 존재는 단순히 신체의 질료로만 구성된 존재가 아니다. 오히려 신체적 질료를 주관하는 마음과 이를 초극하는 영성으로 이루어진 존재이다. 신체적 질료가 병들었다고 환자의 마음과 영성까지 병들었다고 생각하면 오산이다. 임종영성 프로그램은 마음과 영성까지 돌보면서 신체적 질료까지 회복하게 한다.

죽어가는 사람과 그들의 사랑하는 사람들이 겪는 가장 마음 아프고 불필요한 고통 중 하나는 죽음 직전에 서로의 마음을 열지 못하는 경우이다. 그리고 아직도 죽음을 준비하지 못하고 직면하는 많은 사람들이 사랑하는 사람이 죽기 전에 하고픈 말을 서로 나누거나 전달하지 못하는 경우이다. 특히 갑작스런 죽음의 경우는 더욱 그러하다. 가장 상처받기 쉽고 고통스런 상황에서 죽음을 직면하는 사람들은 사실 이로와 안도감, 애정과 사랑을 절실히 원한다. 그러나 비참하게도 그들의 원하는 것과 반대로 나타나는 경우가 많다.

이렇게 된 많은 이유 중 하나는 자존심 때문에 자신을 내려놓지 못하는 입장과 습관적이며 피상적이고 형식적인 인간관계와 대화가 그 원인으로 볼 수 있다. 가까운 배우자나 사랑하는 사람의 임박한 죽음 소식을 듣고도 의자와 합의하여 사랑하는 사람에게 비밀로 지키는 것이 흔한 일이다. 그 결과 배우자나 가족 사랑하는 사람들이 자연스런 감정을 감추어야 하고 피상적인 대화와 환자 상태에 대한 거짓말 등 진실을 감추기 위한 살얼음판 밟기가 하루하루 아슬아슬하게 진행된다.

그러나 우리가 지극히 자연스런 우리의 슬픔조차 드러내기를 두려워할 때 우리는 서로로부터 숨을 수밖에 없게 된다. 그렇게 되면 결국

진정한 관계를 맺을 수 없는 무능력이 죽어가는 사람의 고립감과 절
망을 한층 더 심하게 만든다. 모든 가식과 허위, 거짓말은 이런 무능
력을 더욱 심하게 만든다. 죽어가는 마지막 사랑하는 사람에게 진실
하지 못하고 허위로 대한다는 사실이 얼마나 끔찍한 일인가? 사랑하
는 사람과 진실한 마음으로 대면할 때 비록 슬픔과 절망, 아픔이 사라
지지는 않지만 그 속에서 사랑과 웃음, 기쁨을 나누고 표현할 수 있
다. 이것은 진정 생명이 있는 자만이 느낄 수 있는 선물이다.

　고통에 잠겨 있거나 죽어가는 사람들은 그들의 가장 가까운 사랑
하는 사람들과 깊고 의미 있는 교감을 나누고자 한다. 진실 된 대화와
소통은 아무리 주제가 고통스러운 것일지라도 곧 사랑의 힘으로 치유
하는 것이 된다. 어쩌면 죽음을 비극이 아닌 삶의 선물로 받아들인다
면 남아있는 시간이 오히려 감사하고 오중하게 여겨질 뿐만 아니라
시간을 더 잘 활용할 것이다. 심지어 최악의 힘든 날일지라도 서로의
존재를 인정하고 사랑을 전함으로써 의미 있는 날들을 만들 것이다.
얼마 남지 않은 시간에 사랑하는 사람의 말 한마디, 행동 하나, 사소
한 그 어떤 것도 모두 의미가 있다. 그동안 소중하지 않게 보아지던
일상의 모든 것들이 이제는 모두 소중하게 보인다.

많은 사람들이 임종에 직면하는 것은 그들의 삶과 소중히 여겼던 모든 것을 상실하는 것이라고 생각하며 죽음을 받아들이는 것은 실패와 절망, 포기를 의미하는 것으로 생각한다.

그러나 임종프로그램에서는 환자 스스로 순수한 자신다움의 회복과 마지막 순간에 자신의 인간다움의 모습을 잃지 않고 품위 있는 죽음을 준비할 수 있도록 한다. 환자의 순수한 자신다움의 회복은 주로 죽음을 맞이하는 사람들에게서 체험되기도 하고 발견되기도 한다. 왜냐하면 영성은 죽음과 밀접한 관계가 있기 때문이다.

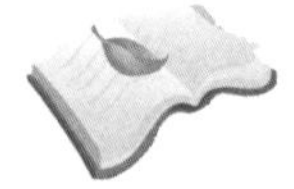

제3장 임종에 임하는 치유자의 자세

1. 임종의 미학

임종은 생명 있는 자의 표현이다. 생명 있는 자만이 임종에 임할 수 있다. 임종은 우리의 신체가 영혼을 위해 마지막으로 헌신(희생)하는 과정이다. 즉 신체가 없으면 영적 성장은 불가능할지도 모른다. 영성은 신체의 변환과정에서 나타나는, 또는 신체가 영혼을 위해 파국되어지는 과정에서 나타나는 현상, 성장의 기회이다.

신체의 역사는 지구의 역사와 동일하다. 따라서 신체에 누적 되어 있는 몸의 역사, 기억세포의 무한성은 이성, 혹은 정신이 가늠할 수 없을 정도로 무한하다. 신체에는 영혼의 속성이 내재되어있다. 어찌보면 영혼은 신체의 변환과정일 수 있다. 즉 영혼은 신체가 발현하는 능력일 수 있다. 임사체험이나 죽음에 임박해서 실제현실 세계가 꿈으로 인식되는 것이나 자신이 육체를 들락날락하는 영혼임을 알아차리는데 이는 모두 신체가 변환하는 과정에서 나타나는 것이다.

임종에 임하는 많은 사람들의 후회와 실수는 자신의 질병과 고통을 자신의 영성과 깨달음, 자신의 본성을 자각하고 발견하는 데 사용하지 않고 병을 고쳐야만 한다고 생각하여 거기에 집중한 것이 가장 슬프다고 고백하는 경우가 많다. 임종은 우리가 우리모습 그대로 자신을 진실로 보고 살 수 있는 마지막 기회이자 기로이다. 따라서 신체의 파국, 임종은 우리가 인간임을 그리고 우리의 존재가 진정 무엇인지 깨닫게 해 주고 영적 성장을 위한 과정임을 알 수 있다.

임종은 비유하자면, 먼 산 황혼 지는 저녁놀의 아름다움과 같다. 또한 마지막으로 사랑하는 사람의 영혼을 닮은 오솔길을 걷는 평온함과 그리움과 같다. 아침을 깨우고 숲으로 날아가는 새소리에는 청신한 기운이 감돌지만, 저녁놀이 물드는 먼 산을 날아가는 새소리에는 그리움과 평온한 휴식이 스며있다. 동백꽃이 뚝뚝 떨어지는 선운사 오솔길이나 은행잎이 와르르 떨어지는 은행 숲을 걸어보았는가? 나무에서 떠나는 단호한 동백과 은행잎의 이별은 단정함과 정갈한 자세를 엿볼 수 있다. 사랑은 밑으로 밑으로 내려오는 것, 무거운 나뭇잎 다 내리고 빈가지로 하늘 향한 나뭇가지들의 경쾌한 비상이 결코 단순하지 않다. 오히려 거기에서 우리는 삶의 단호한 결단과 단정한 모습을 배우게 된다. 임종은 쓸쓸함과 그리움, 단호함과 정갈함을 자아내는 생명이 주는 또 다른 미적 의식이다.

2. 치유사의 마음

임종에 임하는 치유사는 먼저 자신의 정직한 영성을 지니며, 환자 앞에 모든 것을 내려놓을 수 있어야 한다. 즉 환자와 영혼을 나눌 수 있도록 자신이 먼저 정직한 영적 태도를 나타내야 한다. 그리고 삶과 죽음에 대한 분명한 철학을 가지며 죽음과 임종이 자신의 영성을 회복하는 기회이며 축복임을 인식해야 한다.

치유사는 자신의 삶을 지속적으로 새롭게 변화를 받아 거듭나는 삶을 살아가는 사람이다. 따라서 그의 삶의 실천에서 환자의 영성과 공명을 가져야 한다. 따라서 자신의 인식관, 지식을 내려놓고 환자의 신체와 영성을 발현할 수 있도록 심미적 눈길과 마음을 열어놓는 동시에 선승의 날 선 긴장적 의식을 유지해야 한다. 그리고 삶과 생명에 대해서 심미적 안목을 가지며, 늘 기쁨과 영적 충만한 마음과 유머로서 환자를 만난다.

인간이 자연의 일부라는 것을 깨달을 때, 인간은 과학기술의 힘에서 자유로울 수 있다. 마찬가지로 인간을 대상으로 하는 의학에 있어서도 그 한계를 인정할 때 인간은 '사례'나 분석대상이 아닌 전체로서의 인간으로 대우받을 수 있게 된다. 환자는 의자에게 있어서 과학기술의 일반적인 지식을 적용할 수 있는 하나의 '사례'(case)로서 다루어져서는 안 된다. 환자는 사례로서 다루어질 수 있는 대상이 아니라 이해의 대상이다. 환자가 의자에게 있어서 이해의 대상이라고 하는 것은 의자에게 단순한 과학기술자의 역할을 넘어서서 해석학적 이해의 과정으로 보라는 의미이기도 하다.

3. 환자와 의자

임종에 임하는 의자는 더 이상 아무런 케어를 해줄 수 없다. 의자의 권위는 환자를 하나의 '사례'로서가 아니라 구체적인 총체성을 갖는 하나의 인간으로 대할 수 있다는 점, 자신의 의학적인 개입이 환자의 질병에 대해서 뿐 아니라 환자의 전체적인 삶에 미칠 수 있는 영향을 고려할 수 있다는 점에서 의자는 권위를 갖는 것이다.

환자는 신체와 영혼을 동시에 치료하지 않으면 온전한 치료를 이룰 수 없다. 즉 존재의 전체에 관한 인식과 지식이 없이는 몸을 치료하는 것이 불가능하다. 존재란 전체, 즉 홀레 우시아(hole ousia)이기 때문이다.

　홀레 우시아는 ‘정정하고 건강한 존재’, 또는 ‘통합적이고 유기적인 관계’라는 암시를 준다.[14] 이제 의학이 보다 환자에게 진실하기 위해서는, 그리고 의료의 성숙을 위해서는 의자 중심에서 나타나는 방법론과 기술이 아니라 환자와 의자가 함께 정보를 교환하고 나누고 대화하는 가운데 의자는 환자의 질병을 보기 전에 그 질병이 의미하는 언어적인 의미가 무엇인지, 보다 심미적인 관점에서 바라보아야 할 것이며 환자 또한 자신의 몸에서 나타나는 고통과 아픔의 진정성이 어디 있는지 내면적 본성을 성찰할 수 있는 자세가 되어야 할 것이다.

　그리고 의자와 환자는 숨겨진 내면의 진실 된 언어적 의미인 질병과 증후를 온전히 드러낼 수 있도록 함께 공동의 노력을 해야 할 것이다. 왜냐하면 고통과 질병, 그리고 증후는 소외되고 억눌린 우리의 자

---

14) 여기서 통합적이고 전관적이고 유기적인 관계라는 의미는 삶과 생명자체가 ‘전체’(whole)라는 단어와 관계되기 때문이다. 플라톤의 『파이돈』에서 소크라테스는 젊은 동료들에게 다음과 같이 말한다. “우리가 전체에 대해, 즉 자연의 홀론(holon)에 대해 이미 어떤 것을 알고 있지 않는 한 인간의 영혼이나 심지어 인간의 신체에 대해 아무것도 알 수 없다.” 그리스어의 'holon'은 특별한 울림이 있다. 이 단어는 전체나 총체를 의미하는 이상의 뜻을 칭하는 것으로 완전하고 손상되지 않은 의미, 건전하고 건강하다는 뜻을 내함하고 있다. 현대영어 healing은 바로 holon에서 나왔는데 이는 건강과 전체, 신성, 그리고 구원이라는 의미가 함께 포함되어 있다. 즉 건강이란 몸, 마음, 영혼이 어우러진 전체성을 말하며, 질병이란 부분 부분으로 나뉘어 지고 분리된 것을 의미하였다. 건강(health) 이란 단어는 전체성(wholeness)을 의미하고 wholeness라는 음운은 holiness와 동일한 음성적 음운을 가지고 있어 신성을 의미하기도 하였다. 질병이란 영어의 단어인 disease는 dis 는 떨어져 나간다, 분리한다는 뜻이고 ease는 쉽다는 뜻인데 즉 질병의 원인을 오늘 우리의 삶에서 분리되고 파괴된 것에서 기인한 것으로 보고 있다. 또는 구속을 의미하는 salvation은 완전과 전체를 뜻하는 하나님과 멀어져 있다가 다시 결합된 것을 의미하여 다시 자신의 존재의 내면을 발견하는 과정을 의미하는 치유(healing)와도 관계된다. 따라서 건강, 전체성, 신성, 구속, 치유는 모두 한 의미이며 유기적 관계를 맺는 의미들이다.

아와 본성을 회복하고 전체를 주장하는 언어적인 방식이기 때문이다. 의료의 성숙은 질병과 생명, 그리고 생리적 현상을 바라보는 관점을 새롭게 할 때 보다 환자중심의 처방이 될 것이며 환자에게 진실하게 다가갈 수 있을 것이다.

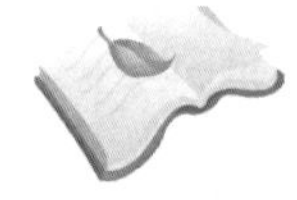

제4장 임종프로그램의 적용
Application of Well-Dying Divinity Program

임종영성 프로그램은 다음과 같은 구조로 이루어져 있다. 각 단계마다 임종치유사는 환자의 영성적인 면을 고려해서 환자로 하여금 심미적 태도로 자신의 죽음과 임종을 관조하면서 축복 속에서 마무리할 수 있도록 유도하여야한다. 무엇보다도 치료에서 중요한 것은 테크닉이 아니라 임종치유사와 환자 혹은 한 개인과 실존적 대면자 사이의 인간적인 관계이다.

다음의 단계는 모두 9단계로 이루어져 있다. 각 단계는 독립적으로 이루어진 것이 아니다. 서로 연결되어 있으며, 때로는 각 단계를 뛰어넘어 환자의 상황에 맞게 유리하게 운용 적용할 수 있다.[15]

Well-Dying Divinity Program is consists of following structure. In each structure, thanatologists must consider patients' spirituality, and then lead the patients to end their

---

15) 본 임종영성프로그램의 9단계는 데이비드 쿨(David Kuhl) 박사의 Well-Dying이라는 저서에서 많은 영향을 받았다. 이 책은 많은 사람들이 행복한 죽음에 이를 수 있는 실질적인 충고로 가득 차 있다. 한국에서도 이 책이 권복규, 홍석영 두 분의 노력에 의해 바다출판사에서 번역되어 나왔다.

lives with bless by meditating their deaths in aesthetic attitudes. The most important one during the treatment is not techniques, but humane relationships between patients and thanatologists.

There are 9 chapters in the following structure. Each chapter is dependent on the others, but if needed, they could overleap the other chapters and applied to patients in their favorable ways.

1단계 : 남겨진 시간 앞에서
Chapter 1 : Facing Remaining Time

임종환자에게서 가장 절실한 소망은 멀리 있지 않다. 그가 소망하는 것은 '일상적인 삶'을 가져보는 것이다. 이들의 눈에는 일상적 삶이야말로 가장 소중한 것이 된다. 그동안 미래를 위해 희생만 했던 이 순간의 일상적 삶이 진정 가장 아름다운 것임을 깨닫게 된다. 따라서 이 단계에서는 이제 얼마 남지 않은 시간 앞에, 자신이 누려야 할 시간을 최대한 누릴 수 있는 것을 배운다. 그리고 이 기간에 발생하는 여러 가지 감정들, 또 다른 삶을 위한 준비, 기다림만 남는 시간, 기다림이 낳는 불안, 살려는 의지, 죽으려는 의지, 공포 속에 숨어있는 용기 등 자신에게 존재하는 다양한 감정과 생명을 느낄 수 있도록 한다. 그리고 행복한 임종이 행복한 삶임을 인지시키는 과정이다.

The most desperate desire of dying patients is not huge. What they want is to have 'ordinary' life. In their eyes, ordinary life is most valuable. Patients will realize they were too busy running forward without noticing the importance of ordinary moments. Thus, in this chapter, the patients will learn how to enjoy their remaining life times. Also, they will be able to learn variety of feelings that exist within themselves, including: fear of death, willingness to alive, and courage. This will help them to recognize a comfortable death completes a happy life.

　사람은 죽음과 임종에 임박해서야 자신의 진정한 존재의 의미를 깨닫게 된다. 우리는 그동안 무조건 앞만 바라보고 부지런히 달려왔다. 내가 어디로 달려가는지, 내가 누구인지, 나는 무엇을 하는 존재인지 생각할 필요를 느끼지 못했다. 그것은 어쩌면 구차하고 나태한 사람만이 할 수 있는 것 같았다. 그러나 막상 죽음 앞에 서면 드디어 자신의 실체가 무엇인지 자각하게 된다. 나는 누구인가? 나의 존재가 무엇이기에 많은 사람들과 만남이 있었던가? 이들은 나의 존재를 어떻게 생각하는가? 나는 나라고 생각한 것이 나를 바라보았던 사람들의 모습에서 나를 찾았던 것이 아닐까? 그렇다면 진정 나는 무엇인가? 하는 질문이 이 때 계속되어진다. 따라서 이 때 임종치유사는 환자로 하여금 죽음 앞에서 발견되는 나, 기억 속에서 찾은 내 모습을 발견하도록 하며 절망의 끝에서 다시 희망을 찾아갈 수 있도록 유도해 나간다.

People realize their true meaning of existence when they face the end of their lives. Most people are too busy to running forward without looking back on their lives.They do not see a reason to know where they are going, who they are, and why they exist. These elements could be seen as characteristics of indolence. However, when people face their deaths, they aware their true nature and ask questions to themselves such as "Who am I?", "How other people think about me?", "What is my true nature?" At this point, thanatologists have to induce patients to discover their nature and find hope at the end of despair.

적용치유훈련 : 좋았던 순간들을 회상하려고 하고 자신이 예전의 좋았던 시간에 있다고 생각해 본다. 이때 앨범을 보는 것이 도움이 된다. 사진을 찍었던 때는 대부분 좋은 일들이 있었을 때 혹은 추억으로 남기고 싶었던 순간들이다. 사진을 통해 추억이 깃든 순간들을 회상할 수 있으며 가족들과 이 순간들을 나누어 본다.

Healing Exercise : Try to remember happy days and try to think that you are back at those moments. Looking at pictures is a good way to do it. People take pictures to remember and save happy moments. If possible, try to talk about those moments with families or friends.

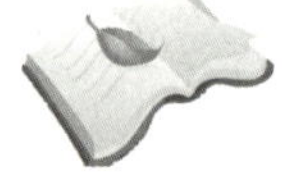

3단계 : 임종을 이해하고 승화시키기

Chapter 3 : Understanding and Sublimation of Death

임종은 살아있는 사람이 죽음을 맞이하는 실존의 문제이다. 한 생명이 마지막 자신의 죽음을 객관화하여 본다는 것은 참으로 의미 있고 실존적인 문제이다. 따라서 인간은 임종을 통해 가장 성숙한 인간으로 성장하게 된다. 임종은 우리의 신체가 영혼을 위해 마지막으로 헌신(희생)하는 과정이기도 하다. 즉 신체의 죽음이 없으면 영적 성장은 불가능할지도 모른다. 영성은 신체의 변환과정에서 나타나는, 또는 신체가 영혼을 위해 파국되어지는 과정에서 나타나는 현상, 성장의 기회이다. 따라서 임종치유사는 환자로 하여금 임종프로그램을 통해 생명과 죽음의 의미를 깨닫게 하고 임종이 개별 자아에서 보편적 세계로 나아가는 인식지평의 한 기회이며, 더 나아가 자신의 참된 본성 발견하기 과정임을 인지할 수 있도록 한다.

A death is an existent issue that a man faces his end. It is a very meaningful act when a person views his death objectively. A man grows as a fully mature man through death. Deaths can be described as final commitments (sacrifices) of our bodies for souls. In other words, it might be impossible to have a spiritual growth without a death. Thus, a thanalogist should teach a patient that a death is a process of discovering his divine nature.

적용치유훈련 : 하루하루를 의미 있게 보낸다. "나는 삶의 양이 아니라 질이 가장 중요하다고 믿는다"고 한 어느 말기 환자의 말처럼 소중한 시간이 얼마 남지 않았다는 사실을 알게 될 때, 우리는 그동안 그냥 흘려보냈던 일상이 새삼 소중함을 발견하게 된다."내일은 어떻게 보낼까?"를 생각하며 잠이 들고 "오늘은 무엇을 할까?" 계획하며 하루를 시작한다. 이와 같이 질병은 삶을 단순화시켜서 때로는 과감히 포기할 수 있도록 하기도 하며, 가치관을 바꾸기도 한다. 과거에는 소중했던 것이 사소해 보이며 , 하찮았던 것들이 의미 있게 다가올 수 있기 때문에, 생각하기에 따라 오히려 새로운 인생을 맞이할 수 있으며 예상하지 못했던 기쁨도 발견할 수 있다. 따라서 하루하루를 일상의 반복되는 무료함으로 보내는 것이 아니라 진정 의미 있게 보낼 수 있다면, 오히려 건강한 사람들보다 더 의미 있는 삶을 살 수 있다.

Healing Exercise : Try to spend meaningful days. There was a terminal patient who said, "I believe it is the quality that is important in our lives, not the length of the lives". When we realize that we do not have much time left, it brings a change in our perspectives on our lives. We will be able to make plans for tomorrow and every day will be seemed as a gift. Thus, a disease simplifies a life, helps us to set free our obsessions and gives us new perspective on our lives. We will be able to find unexpected happiness through positive thinking. Since a strong willingness to live could improve a quality of life, a terminal patient could have much healthier life than ordinary people if he lives his daily life meaningfully.

4단계 : 삶을 나누기

Chapter 4 : Sharing Life

　죽음에 임박한 환자들은 스스로의 삶을 자율적으로 조절하지 못해서 우울해지기가 쉽다. 죽음이 가까울수록, 환자가 잃게 될 삶과 사람들을 생각하면 더 우울해질 수 있다. 하지만 이러한 우울은 옆에 있는 사람들을 더욱 슬프게 할 수 있다. 그러나 우울한 감정에 매몰 되어, 남아있는 시간을 허비하느니 오히려 환자가 소중히 생각하는 것들, 가족, 친구, 가치에 집중한다면, 마음의 평화를 얻게 되고 현실을 이겨낼 수 있을 것이다. 살아오면서 만났던 많은 사람들이 자신으로 하여금 도움을 받았고 지금도 여전히 그 고마움을 간직하고 있다면, 자신의 존재와 의미가 그냥 끝나는 것이 아니라 계속되고 있음을 이해할 수 있다.

　삶의 마지막에 직면해 있는 사람들이 모두 평안을 찾고 죽음을 받아들이는 것은 아니지만, 시간이 지나고 주변 사람들이 지지해 준다면 죽음을 자연스럽게 받아들일 수 있다. 자신의 감정을 사랑하는 사람이나 성직자 또는 임종치유사에게 말하는 것도 우울을 완화시켜줄 수 있다. 이 과정에서 환자가 어떻게 적응하고 수용하는가에 따라 주변 사람들에게 죽음에 대한 공포와 슬픔을 줄 수도 있고, 반대로 삶에 대한 용기와 감동을 줄 수도 있음을 일깨워줄 수 있다. 세상에 태어나 자신의 삶이 참으로 가치가 있었음을 깨닫고 생명을 준 세상에 감사하며, 사랑하는 사람들에게 '사랑한다', '그동안 고마웠다'는, 서로에게 나누는 작별인사를 통해 환자의 삶이 사랑하는 사람들의 삶에 배어나오는 것을 느끼게 할 수도 있다. 때로는 미소나 가벼운 접촉이 말보다 더 많은 것을 말해줄 수 있다. 자신 역시 또 다른 생명을 나누어주기 위해서 자신을 세상에 내맡길 수 있다면, 그처럼 아름다운 삶은 없을 것이다.

A patient who is close to death is very likely to get depressed because he cannot control his life as he wishes. The fact that he is going to lose his life and people around him by death can cause him to get more depressed. This depression of the patient will also make people around him sad. However, if a thanatologist helps the patient to realize it is better to focusing on things that he values, such as family and friends rather than wasting rest of his life time by being depressed, the patient will be able to find peace in his mind and overcome his hardship. If the patient believes that he has had shared his physical and spiritual lives with the others and what he has had shared are within those people, and if he can see himself in them, he will understand that his life is not ending, but is continuing by the others.

Not everybody who is facing a death finds peace and accepts it, but it might be easier for a patient if people around him support him with trust and time. If the patient shares his depression with people such as family, friends, clerics, and thanatologists, he can greatly alleviate his nervous mind. In this process, the patient can teach people around him about courage by how he adopts and reacts to it, but also he can give people around him fear and agony of death. If the patient realizes how meaningful his life was and appreciates his life that he had, and able to say farewell greetings to his beloved people, he will be able to share his life with the people around him. Sometimes, smiles and touches can say much more things than conversation. There will be no more beautiful life if a person can share his life with other people and gives them hope and courage to live with.

적용치유훈련 : 자신의 생각을 나누고 감정을 표현해 본다. 사람들이 두려워하는 것은 죽음이 아니라 죽음을 앞둔 날들이다. 많은 사람들이 이 시간 동안 경험하지 않을 수도 있는 통증을 막연히 두려워하고, 가족에게 짐이 되지 않을까 걱정한다. 또한 사회로부터의 고립, 그전의 모습과 가치 있는 일들, 그리고 사랑하는 사람들의 상실, 혹은 감정적 통제력을 상실하게 될 것을 두려워하고 슬퍼할 수도 있다. 이러한 생각과 감정들을 가족이나 친구들과 나눈다면 서로 공감할 수 있을 것이며 이러한 감정을 공유하는 것이 오히려 환자나 가족들의 스트레스를 감소시킬 수 있다.

Healing Exercise : Share your thoughts with people and express your emotions. It is not deaths that people are afraid, but days that have the deaths ahead. A huge number of patients fears of pains that they are not even going to experience and worry about being burdens to their families. A patient can also get afraid by isolation from the society and expectancy to lose things he valued, his beloved people, and control on his emotions. He might wonder how his family and friends will react to his death. If the patient and people around him share these thoughts and emotions together, it will alleviate fears from both of the patient and the others.

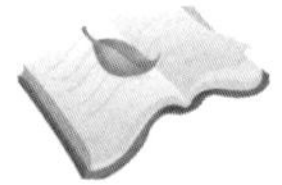

5단계 : 마음열고 생의 진실과 대면하기
Chapter 5 : Facing the Truth of Life

죽음을 앞둔 환자의 경우 마음이 폐쇄적이기 쉽다. 이 단계에서는 마음을 열고 용기 내기, 기대지 말고 마음열기, 상대방을 진정으로 경청하고 알고자 하기, 느긋함과 유머어감, 기꺼이 자신을 드러내고자 하는 진심어린 마음을 체험하는 과정이다. 환자와 가까웠던 사람들이 환자를 방문하고 싶지만 뭐라고 말해야 할지 혹은 어떻게 행동해야 할지 몰라서 방문을 꺼릴수도 있다. 따라서 자신이 가족이나 친구들 그리고 소중한 사람들에게 서로 의미 있는 관계였음을 확인해 준다면 방문의 발걸음이 가벼워질 것이다. 따라서 임종치유사는 환자의 마음을 열어 자신뿐만 아니라 친구, 가족 그리고 가까운 모든 사람들, 그리고 생애동안 만난 모든 것에 진실하게 마음을 열 수 있도록 유도한다. 또 이 과정은 자신과의 솔직한 대화, 죄의식에서 해방되기, 마음의 평화, 고백, 용서, 용서의 과정, 상처를 껴안으며, 용서 그 이후에 얻게 되는 선물이 무엇인지 체험하게 한다.

A dying patient is tends to have a closed mind. This chapter will help a patient to open his mind by learning how to be brave, to be relaxed, listen to others, and to have eagerness to express himself. The patient's close friends might not be able to come visit him because they do not know what to say or how to behave to the patient. Because of that reason, the patient should give a chance to his beloved people to realize that their relationships with him were very meaningful to each other. If the patient and his friends realize the fact that it is much happier to give rather than receive, they will learn true values of life from each other. The people could get wisdom from the patient and the patient will be able to find himself existing inside of those people's hearts. Thus, a thanatologist has to lead a patient to sincerely open his mind, not only to himself, but to everybody and everything that he had met during his lifetime. Also, in this process, a patient can experience a gift that he gets after confession, forgiveness, and conversation with himself.

적용치유훈련 : 위안과 감정을 함께 나누어 본다. 말기 환자들은 공통적으로 소중한 것들에 대한 상실의 두려움, 짐이 되는 것에 대한 두려움을 갖는다. 그러므로 환자와 함께 이야기하고, 영화를 보고, 책을 읽거나 함께 있어 주면서 환자를 친구처럼 대하는 것은 큰 위안이 된다. 환자로 하여금 가족들과 친구들을 두고 떠나는 것과 같은 두려움과 근심을 표현하도록 하고 그것을 들어준다.

Healing Exercise : Share emotions with consolation. Common fears that every terminal patient has is the expectancy of loss and becoming a burden to others. That is why we have to have conversation with patients, watch movies, read books, and be with them. We also need to let the patients to show their fears and listen to them.

6단계 : 자신은 혼자가 아니다(관계치유)

Chapter 6 : You are not Alone (Relationship Treatment)

말기 환자의 경우는 통증이 온 삶을 지배한다. 그러나 실제로 진정 견디기 힘든 통증은 마음의 고통이다. 이 과정은 가족 속의 내 자리, 나를 위해 존재하는 사람들, 자신의 입장 허물기, 다른 사람을 또 다른 나로 보기와 자리 바꾸기, 끝맺지 못한 일 마무리하기, 용서의 비결을 배우는 과정이다.

환자에게 가장 힘든 것은 외로움과 고립, 절망이다. 이를 극복할 수 있는 것은 오직 따뜻한 사랑과 접촉이다. 따라서 이 과정에서 임종치유사는 아무런 장애물 없이 환자를 포용하여 따뜻한 신체적 접촉과 관계를 이룸으로써 새로운 영적 에너지를 체험하도록 유도하여야 한다.

Pains dominate a terminal patient more than anything. However, the most unbearable pain is the agony in the mind. This chapter will tell a patient about his position in his family, people who are around for the patient, how to tear down his situation, to look at other people as himself, to complete unfinished work, and to forgive. The hardest parts for a patient are the loneliness, isolation, and despair. Love, attention, and contact are the ways to overcome the hardships. Thus, a thanatologist has to lead them to experience spiritual relationship and energy by building close relationship with a patient. Physical contact (such as a hug) with a patient will also help building close relationship with the patient.

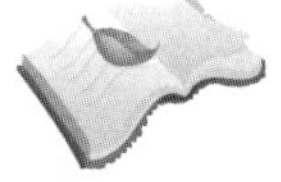

7단계 : 임종을 위한 영적 준비
Chapter 7 : Spiritual Preparation for Death

임종에 직면하는 것은 존재의 완전한 영적 성장에 이를 수 있는 아주 특별한 기회이다. 그러나 그렇다고 해서 자신을 직면하고 성장하기 위해 삶의 종착점까지 기다릴 필요가 없다. 현재에 주어진 선택들을 성찰할 때마다 "오늘 이 순간이 바로 내가 죽는 순간이라면 나는 어떻게 생각하고 행동할 것인가."를 늘 자각하는 것이 후회로부터 벗어날 수 있다. 죽어감은 결코 절망적인 상태는 아니다. 심지어 우리의 몸과 에너지가 점차 빛을 잃어 갈 때도 우리는 우리 자신과 이웃의 고통을 향해 깊은 지혜와 자비심을 확장하고 주위의 사람들과 용서와 감사, 사랑을 공유하며, 긍정적인 마음을 가질 수 있다. 그렇게 함으로 우리는 빈손이 아니라 고통을 딛고 일어선 풍요로움으로 죽음을 맞이할 것이다.

죽음의 궁극적 의미는 '지금 여기에' 온전히 존재해야 한다는 결심을 매 순간 내리도록 스스로 깨어있는 데에 있다. 그리고 그렇게 할 때 비로소 영원한 생명은 시작된다. '영원'의 진정한 의미는 시간의 영구적 보존이 아니라, 소멸되지 않는 '지금 여기'에 온전히 현존하는 것이다.

죽음은 먼 훗날 우리에게 다가오는 사건이 아니라 오늘, 이 시간, 지금, 여기에 바로 일어나는 사건이어야 한다. 십자가의 사건은 과거의 사건이나 미래의 사건도 아니며, 믿음의 대상도 아니다. 십자가는 바로 오늘 나의 사건이며 이 순간 이루어지는 나의 삶이어야 한다. 그 순간에 부활의 생명을 느낄 수 있다.

따라서 임종에 있어서 영적준비는 임종을 맞이할 수 있는 환자의 결단과 담연한 마음을 준비하게 하는 과정이다. 그리고 영적준비의 기본원칙인 경청과 존중, 죽음은 전체와 하나 되는 것, 사람들과의 화해, 집착과 증오, 마음 비움, 사랑과 헌신(기증)을 인지하게 하는 과정이기도 하다.

Facing a death is a unique chance to achieve complete spiritual growth. However, we do not have to wait until we face our own deaths. We should live our daily life as a last day of our lives. Dying is not just a despairing situation. Even when our bodies and energies getting lose its lights, we can still have positive minds by expanding deep wisdom and mercy toward pains and sharing love and appreciation with other people. By doing so, we will be able to face deaths with an accomplishment which overcame the hardships.

Death should not be something that is going to be happening in the distant future, but should be an event that is happening right now and here. The Story of Cross in the Old Testament is not an event of the past nor of the future, but it should be our stories which are happening now. Consequently, spiritual preparation lets a patient to gets ready in his mind. It also makes him aware the ground rules of spiritual preparation, which are listening and respect, reconciliation and releasement, and love and devotion.

8단계 : 삶속에서 의미 찾기

Chapter 8 : Finding Meaning of Life

의미 없는 삶은 없다. 이 과정에서는 가족이라는 울타리, 사랑하는 사람의 죽음, 비로소 찾게 되는 삶의 의미, 사랑하며 또는 증오하며, 슬픔을 슬픔이라고 말하기, 죽음의 의미, 자신의 본성을 자각하고 수용하기, 다른 이들과의 진정한 대화에 우리자신을 열어놓기, 영적 성장을 위한 긍정적인 방향을 결정하기, 사랑하는 사람이 자신의 죽음을 잘 이겨낼 수 있도록 준비시키기, 장기 혹은 망막 기증하기, 용서를 구하고 또는 용서해 주기, 인생의 덕과 아름다움을 감사하기, 감사와 사랑의 마음 표현하기, 타인에게 준 상처를 뉘우치고 감사를 표시하거나 종교적 혹은 자선기관을 돕는 일을 제안하기, 남아 있는 가족을 위해 용기와 지혜, 사랑의 메시지 기록(편지) 및 녹음하기 등 살아 있음의 의미와 아름다움을 발견하게 하는 과정이다. 그리고 임종치유사는 환자로 하여금 마음속에서 들려오는 목소리, 육체적 구속을 넘어선 자유, 조건 없이 사랑하기, 풀과 나무와 햇볕의 위안, 친구들, 민들레 홀씨의 여행, 감사하는 마음을 갖도록 한다.

There is no meaningless life. This chapter talks about a variety of processes to help a patient to realize meaning of life and its beauty. It is consists of fence of family, beloved one's death, meaning of life, meaning of death, love or hatred, expressing sadness, self-awareness and acceptance, deep conversation with others, positive ways to spiritual growth, helping a beloved person to get ready for death, organ donation, reconciliation, appreciating virtue and life, expressing appreciation and love, repentance, and leaving letters or audio records for beloved people. A thanatologist has to help a patient to have appreciation by performing programs of voice of mind, freedom over physical limit, agape love, friends of nature, and trip of spore of dandelion.

close. However, if a doctor tries to extend a patient's lifeto no purpose, or just for his will, the patient falls into despairs and cannot faces his death with peaceful and positive mind. Also, if a patient's beloved people beg him to stay longer or cry beside him, those will add the patient more burdens. These kinds of covertly ignored psychological issues require people around a patient to be acknowledged and get ready for the patient's death. Thus, a thanatologist has to guide a patient's doctor and people around him to look straightly what is happening now and how to behave for the best benefit of the patient.

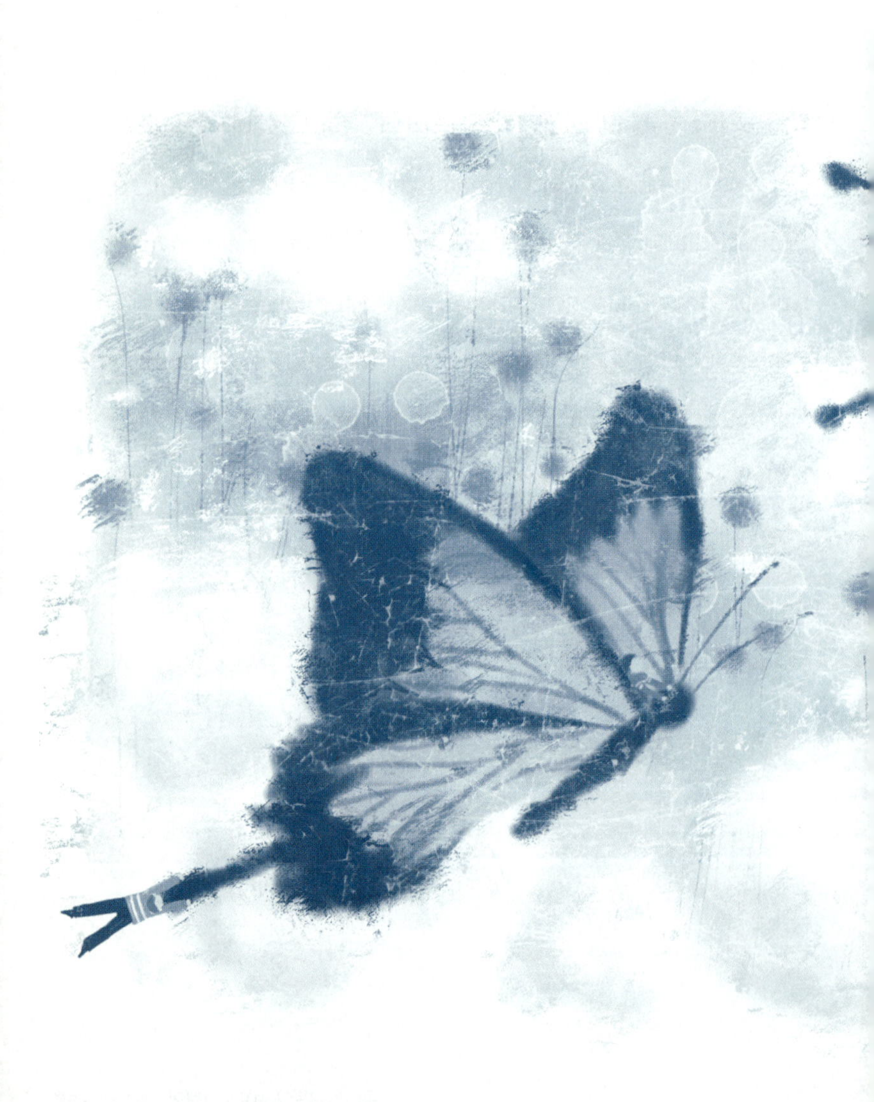

제5부 임종을 이해하기위한 인문 산책

Research on Liberal Arts to Understand Death

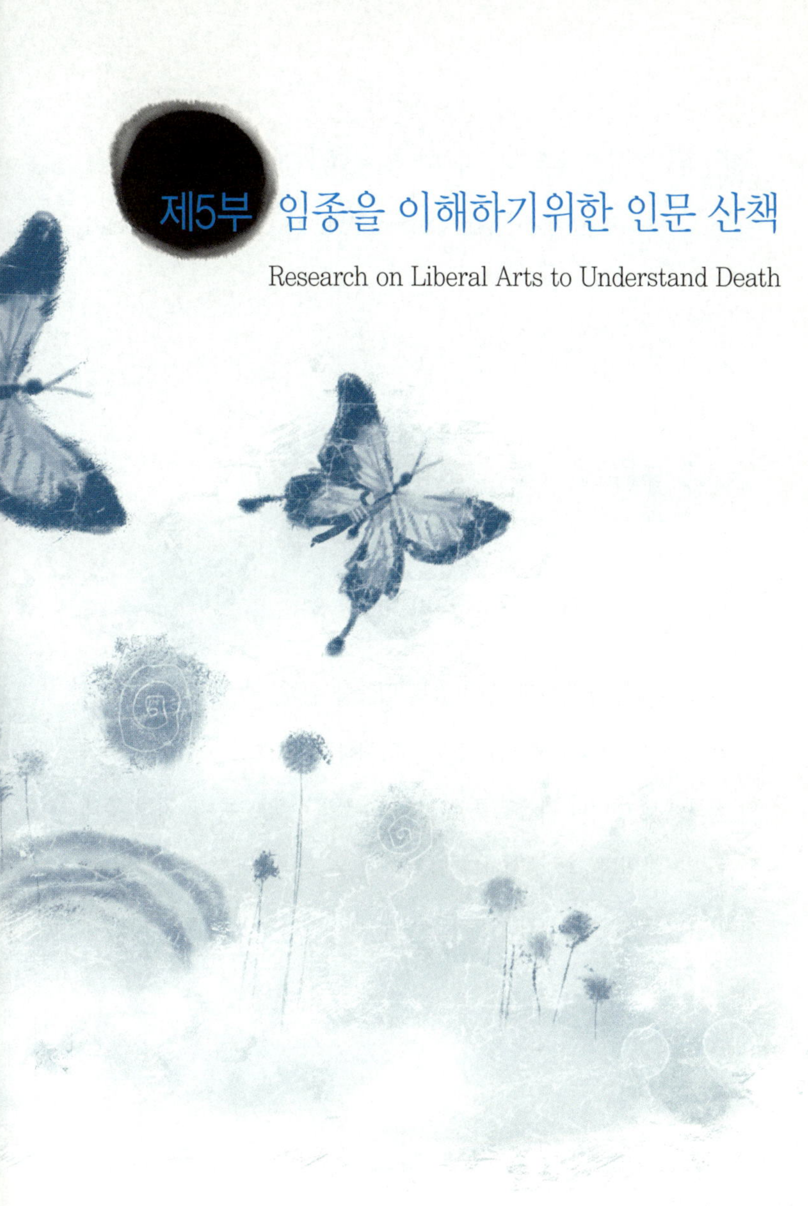

제5부 임종을 이해하기위한 인문 산책

Research on Liberal Arts to Understand Death

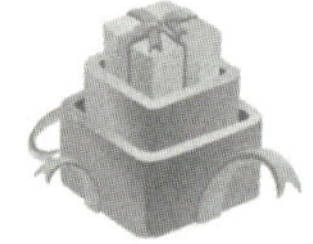

본 장에서는 평온하고 품위 있는 임종을 위해, 임종치유사와 환자가 세상과 사물의 본질적인 모습을 이해하고, 묶여있는 감정과 인식의 집착에서 벗어나 자유로운 본성을 회복할 수 있도록 몇 가지 주제들을 열거하였다. 각 주제마다 담겨져 있는 의미를 고찰함으로써 자신이 지니고 있었던 생각과 인식으로부터 이해의 지평을 확장하는 계기가 되기를 바란다.

In this chapter, I have listed some themes that can be helpful for both end-of-care therapists and patients. These themes will help both of them understand the way the world is, release themselves from obsession based on feelings and cognition and regain their own free nature. I hope that contemplating each theme gives our readers a chance to revise their old thoughts and perception, and broaden their prospect of understanding.

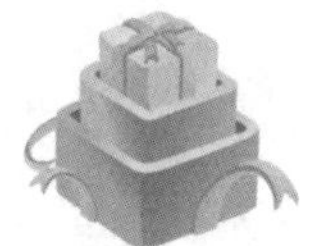

▶ 자연치유

먼저 치유(healing)와 치료(curing)의 세심한 주의와 분명한 구분이 필요하다. 우선 치료(curing)라는 말은 의자(醫者)가 중심이 되어 치료에 능동적으로 참여하여 환자에게 일방적으로 가해지는 물리력을 말하고 치유(healing)는 환자가 중심이 되어 환자 스스로가 개인에게 가장 적합한 치유의 방법을 능동적으로 선택해가는 과정을 의미한다. 치유는 외과적인 수술요법이나 약물치료가 아니라 온전히 내면에 깃든 생명의 신성을 발견하고 그것을 온전히 드러내는 과정을 말한다. 즉 존재의 내면 깊은 곳에서 자신의 참다운 본질인 존재성을 확인하고 그 생명성이 온전히 발현할 수 있도록 신체와 마음(혼), 정신(영혼)의 조화된 삶을 전제한다.

치유는 질병에 관심이 없다. 질병을 치료하는 것이 아니라 우리 자신의 존재에 관심을 가질 뿐이다. 병이란 바깥에 있는 것이지 우리자신의 존재에는 병이 없다. 따라서 치유는 우리 자신이 누구인지 깨닫게 될 때 모든 질병이 사라진다. 병이 존재하는 이유는 분리된 마음에서 비롯된다.

지금까지 우리는 우리 자신을 만나지 못했다. 참다운 자신의 본 모습을 숨겨 왔고 피해왔다. 진정한 우리 자신의 모습을 알려고 노력하지 않았다. 질병은 여기에서 비롯되는 것이다.

왜 우리는 자신의 진정한 모습을 만나기를 주저하고 회피했을까? 우리는 어려서부터 있는 그대로 받아들이고 표현되는 것이 허용되지 않았던 것 같다. 어린아이에게는 사물의 차별과 구분이 없다. 어린아이에게 있어서 사물과 대상은 자신과 하나로 느낄 뿐이다. 더러움과 깨끗함, 위험과 안전함이 어린아이에게 존재하지 않는다. 어린아이는 있는 그대로 보고 있는 그대로 받아들이고 있는 그대로 표현한다. 사물의 경계가 없는 어린아이의 마음은 늘 하늘나라 같다. 마음이 하늘 같은 어린아이에게 질병은 허용되지 않는다. 신의 나라에는 질병이 존재하지 않기 때문이다.

어린아이는 커가면서 있는 그대로 보고, 듣고, 받아들이고, 표현되어지는 것이 부모로부터, 사회로부터 제재와 간섭과 억압과 강요를 받는다. 교육과 훈련과 성숙이라는 이름으로 어린아이에게 담겨져 있는 신성이 사회의 가치관과 교육의 이념과 신념으로 억압되어 왔다. 분별은 이성에서 비롯된다. 이성은 대뇌의 작용이고, 대뇌는 늘 몸이 갖고 있는 자연과 생리 현상을 억압하고 강요한다. 이성의 작용인 대뇌를 잠시 쉬게 하여도 우리 몸의 질환은 많이 치유된다.

아이는 부모와 사회로부터 허용되지 못한 많은 부분은 항상 내면에 억압과 구속으로 남게 된다. 아이는 밖으로 허용되지 않은 자기 존재의 많은 부분들을 정리해야하고 그것을 부정해야만 한다. 고통과 아픔, 그리고 혼돈과 반란은 억압된 부분이 스스로를 주장하며 나타난 반응이라고 할 수 있다. 이것들은 바깥으로 나타나기를 원하지만, 우리는 사회로부터 부모로부터 억압된 깊은 무의식에서 계속 이것을 억누른다. 그래서 우리는 우리 자신과 만나는 것을 두려워하게 되는 것이다.

치유는 선과 악, 사물의 경계인 분리의 마음을 버리고 전체라는 하나의 마음으로 돌아갈 때 시작되는 새싹이다. 치유는 마음의 비움이며 내 자신과의 정직한 만남이다. 연인 앞에서 몸과 마음을 모두 열어놓듯, 내 자신 앞에 순수해야하고 모든 것을 투명하게 내맡기고 표현하는 것이 중요하다. 지금까지 우리는 이성적 교육을 통해 사물을 분석하고 구분하고 의심하는 법을 배워왔다. 그리고 자연에 대해 항복이 아니라 투쟁을 순종이 아니라 반란을 하도록 배웠다. 왜냐하면 오늘의 모든 교육은 이성과 의심이라는 과학을 통해 발전해왔기 때문이다.

치유는 신뢰를 통해서 나타난다. 과학의 법칙은 눈에 보여 지고 나타나는 것이지만 치유의 법칙은 눈에 보여 지고 나타내지는 것이 아니다. 오직 치유는 믿음과 신뢰를 통해서 나타나는 것이다. 치유는 해부될 수 가 없다. 이성에 의탁한 해부학은 눈으로 보여져야하고 그 실체가 확인되어야만 한다. 인간이 만든 기계론적 논리의 법칙에 생리와 해부학이 일치하여야 과학과 의학으로 인정을 받는다. 치유를 말하면서 치유의 메커니즘인 밝힌다면서 또 다시 인간의 기계론적 논리의 법칙으로 접근한다면, 그 사람은 치료자이지 치유자가 아니다. 치유는 분석될 수 없다. 그것은 마치 어떤 표지판에 화살표가 있고 그 화살표 방향에 서울이라는 글자가 적혀있다면, 치료자는 그 표지판을 분해하고 화살표와 적혀 있는 글자의 잉크를 분해, 분석하고서는 "어떤 멍청이가 적어놓았지? 여기엔 서울이 없어" 하는 것과 같다.

치유는 존재의 내면을 향하는 표지판이며 화살표시이다. 이것은 목적지가 아닌 단지 환경과의 교섭과 의미의 방향성을 가리키는 것이다. 모든 신화와 우화는 장님의 언어로 표현된 진리이다. 장님에게 아무리 빛을 설명한들 빛의 실체를 이해시킬 수 가 없다. 단지 장님이 알고 있는 언어의 표지판과 방향의 의미를 통해서만 그 실체를 더듬을 수 있도록 말해질 뿐이다. 치유는 해부할 수 있는 그 무엇이 아니다. 거기에는 아무 것도 발견할 수 없다. 그것은 단지 의미이며 표지판일 뿐이다.

치유의 과정은 눈에 보여 지는 것은 아니지만 그 효과는 분명히 나타나는 것이다. 소나무 씨앗을 쪼개어보아도 거기에 소나무를 발견할 수 가 없다. 우리는 그것을 분해할 수는 있지만 거기에 숨어있는 큰 나무를 볼 수는 없다. 우리는 이렇게 말한다. " 여기엔 나무가 없다. 이렇게 아무것도 없는데 이 씨 안에 커다란 나무가 숨겨져 있다니 도저히 믿을 수가 없다." 이성주의 의학자들은 늘 이렇게 말한다. 이들은 아름다운 꽃을 분석하려 실험실에 가져가 해부해서 그 아름다운 것이 어디에서 나타나는지 분석하려 할 것이다. 이들은 꽃의 화학적인 성분과 구조를 밝히고 다른 성분들을 가려내어 표시를 해가며 꽃의 아름다운의 발현을 연구할 것이다. 그러나 이들은 아름다움을 찾을 수 없다. 아름다움은 하나의 의미이기 때문이다. 이들은 말한다. " 거기엔 아름다움이 없다. 우리가 그 꽃을 모두 분석하고 해부하고 연구해도 아름다움은 없었다."

치유는 자신의 내면을 살피고 진정한 자신의 본질을 발견하는 심미안을 가지고 있는 한 정감 있는 할머니의 따뜻한 손길과 같다. 치유는 치료와 본질적으로 그 방향과 접근방법을 달리한다. 말로는 치유를 쓰지만 접근방법과 방향이 치료의 내용이라면 이것은 분명 치료이지 치유가 아닌 것이다. 그래서 치유는 나 자신과의 대화이며 만남이며 자신과(질병과 아픔을 포함해서)어깨동무하고 잎에 풀잎 물고, 황혼 지는 오솔길을 걷는 아름다움이다.

치유자는 환자와 근원이 서로 연결되게 도와주어야 한다. 환자를 치료할 때 치유자는 그저 환자의 친구가 되며 함께 있어주는 존재자가 되는 것이다. 치유자의 존재는 그저 건강하고 신성한 에너지의 매개자가 될 뿐이다.

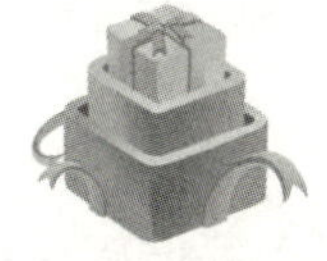

▶ 건강

건강(health) 이란 단어는 그리이스어 'holon' 에서 나왔는데 이는 건강과 전체, 신성, 그리고 구원이라는 의미가 함께 포함되어 있다. 즉 건강이란 몸, 마음, 영혼이 어우러진 전체성(wholeness)을 말하며 'wholeness' 의 음운은 'holiness' 와 동일한 음성적 음운을 가지고 있어 신성을 의미하기도 하다. 따라서 그리스어 'holon' 은 전체나 총체를 의미하는 이상의 뜻을 나타내는 것으로 완전하고 손상되지 않은 신성한 의미, 건전하고 건강하다는 뜻을 내함하고 있다. 반면 건강에 반대되는 질병이란 영어의 단어인 'disease' 의 'dis-' 는 떨어져 나간다, 분리한다는 뜻이고 'ease' 는 말 그대로 '쉽다' 는 뜻인데 이는 현재 이 순간 눈에 보이는 일상적 삶을 의미한다. 즉 질병은 오늘 우리가 살고 있는 삶에서 분리되고 파괴된 것에서 기인한 것으로 보고 있다. 이는 삶의 주체인 몸의 이원성, 즉 신체와 마음(혼), 정신(영혼)을 분리해서 바라보는 인식관에서도 질병이 발원되고 있음을 해석할 수 있다. 기독교에서 말하는 구속을 의미하는 'salvation' 의 뜻도 완전과 전체를 뜻하는 하나님과 멀어져 있다가 다시 결합된 것을 의미한다. 이는 자신의 존재의 내면을 발견하는 과정을 의미하는 치유

(healing)와도 직접 관계된다. 따라서 건강, 전체성, 신성, 구속, 치유는 모두 한 의미이며 유기적 관계를 맺는 의미들이다.

따라서 진정한 건강이란 불편함을 느끼지 않고 사회생활을 할 수 있는 상태이며, 어떤 의미에서는 그런 질병을 받아들이는 법을 배우고 그 질병이 허용하는 한 그 질병과 더불어 사는 방법을 터득하는 것이 건강한 삶을 사는 한 방법이 될 수 있을 것이다. 또한 질병이 그 병을 앓고 있는 사람에게 어떤 의미를 부여하며, 무엇을 말해 주는가에 대한 물음과 반성이 진정 건강의 의미가 될 것이다. 이는 그 병이 의자에게 무엇을 말하느냐보다는 환자에게 무엇을 말하는가하는 점이 더 중요하다. 병을 앓는 사람에게 스스로 그런 질문을 던지는 법을 배우는 것이 그의 삶에 의미를 회복하는데 도움이 될 것이다. 그리고 의자는 그의 삶에 장애가 되는 '무엇인가를 제거해 버리는' 것이 아니라 적응 과정을 돕고, 환자로 하여금 인간적, 사회적, 직업적, 가족적 삶의 순환 속으로 다시 들어갈 수 있도록 돕는 일이라고 본다.

▶ 환자와 의자

　의자와 환자의 관계에 있어 가장 중요한 것은 테크닉이 아니라 의자와 환자 혹은 개인과 실존적 대면자 사이의 인간적이 관계이다. 의술의 목표는 환자가 스스로 회복하고 치유하는 것에 있으며 이 회복과 치유는 의자의 관할권이 아니라 환자에게 주어진 자연의 영역에 속하는 것이다. 특히 심신상관적인 본질의 이해에 대해서 얻은 통찰은 의자에게 보다는 환자에게 더 중요하다. 의자들은 언제나 한발 짝 물러서서 조심스럽게 환자를 이끌면서 환자 스스로 자연적 상태를 회복할 수 있도록 도와야한다. 의자와 환자와의 관계가 종속적이거나 의존적 관계는 좋은 대화나 치유를 기대할 수 없다. 진정한 대화란 상대방이 그 나름의 본성을 잃지 않으면서 그의 내면에 있는 능동성(의자는 이것을 환자자신의 '참여' 라고 한다)을 일깨울 수 있는 기회를 만들어 내야 한다. 인간, 또는 생명은 치료나 변화의 대상이 되는 '실체' 가 아니라 주어진 생명과 자연성을 회복하고 드러내고 발견하는 '관계성' 에 있기 때문이다.

　'人間' 의 존재성, 혹은 그 의미는 단어에도 나와 있듯이 사람과 사람의 사이, 즉 '間' 이라는 사이, 사회성이라는 관계성에 있다. 따라서

인간은 혼자서 존립할 수 없고, 시간, 공간, 인간이라는 인간을 둘러
싼 환경(시간, 공간의 개념은 서양에서 말해지는 물리학에서 다루어
지는 문제이며 동양에서는 하늘과 땅, 즉 천지(天地)는 생리학에서 다
루어지는 주제이다)과의 관계성에서 그 존재적 의미를 찾을 수 있다.

생명의 속성은 생명의 자유의지 곧 생명력의 발현에 있다. 자연치
유력이란 생명의 발현인 자유의지를 그대로 드러내는 것이라고 할 수
있다. 여기에 인간이 개발한 수단과 방법, 그리고 도구가 대신한다면
자유의지는 구속하게 되고 자연치유력은 떨어지게 되지요. 의자의 미
덕은 생명에 관한 한 되도록 심미적인 안목을 가지고 환자의 본성을
회복, 발견하며 그의 자연 생리가 온전히 드러날 수 있도록 유도하고
균형을 맞추어주는 것이 의자의 최대의 간섭일 것이다.

의자의 적극적인 치료가 어떤 면에서 환자로 하여금 소극적인 태
도로 치료에 임하게 되는 경우도 있다. 치료자의 열린 마음과 환자의
적극적인 참여가 유기적으로 이루어지는 것이 바람직하다고 본다. 치
료방법은 환자와 치료자가 건강, 의료, 정보를 함께 공유하고 치료자
는 자신의 책임한계를 인정하고 환자는 적극적으로 자신의 책임을 받
아들이는 자세가 필요할 것이다.

의자의 조건은 무엇보다도 먼저 자신이 생명력이 충만한 사람이어

야 한다고 생각한다. 자신의 내면에 생명력이 충만하지 않다면 환자에게 좋은 영향을 끼칠 수 없고 오히려 악영향이 될 수 있다. 만약 의자의 생명력이 고갈되었다면 먼저 의자에게도 쉼과 휴식이 필요하다. 쉼과 휴식은 의자의 진료 안에 포함되어야 한다. 이를 위해서는 의자 자신과 현행 의료시스템의 구조가 개선되어야 한다고 생각한다.

'환자'의 진정한 의미는 자신 안에 있는 생명을 들여다보지 못하거나 그것을 거부하거나 회피한 사람을 말하는 것이 더 정확하다고 할 수 있다. 반면, 건강인이란 자신의 내면 안에 있는 생명성과 신성을 발견하고 그것을 온전히 드러내는 사람을 말할 것이다. 환자와 건강인의 구분은 내면에 생명성과 신성을 발견하고 그것을 온전히 드러내는 실천에 있다고 본다. 지금 우리는 우리 자신이 의자이든 환자이든 건강인이든 어떤 신분이든, 신분에 관계없이 이 땅을 살아가는 한 오로지 우리 안에 있는 생명성과 신성을 온전히 드러내는 일에 전념해야 한다. 이것이 생명인의 길이며 우리에게 생명을 품부한 자연에 대한 도리라고 생각한다.

▶ 성과 죽음

생물학적으로 죽음은 성(性)과 관계한다. 오뉴월 청명한 날씨, 영 왕벌과 숫벌의 1회성 교미로 숫벌은 창자를 쏟으며 죽어갑니다. 성 (性)은 유전 정보의 자손에의 전수이며 또한 유전성이 다른 같은 종류 의 개체 사이에서 핵, 또는 세포질의 교환과 융합이 일어나서 더 우수 한 유전성을 가진 새로운 개체가 생기는 일이다.

예전에는 성을 생물의 변이성을 높이고 환경에 대한 적응성이 강 한 개체를 생산하는 에너지대사의 종류로 설명해 왔으나 최근에는 성 을 '핵 또는 세포, 나아가 종의 젊어지기' 라고 보고 있다.

생물의 세포는 분열로 세대를 경과함에 따라 차차 노쇠해 가는데 성은 그것을 다시 젊어지게 함으로 세포, 정확하게는 핵물질, 즉 DNA의 영원한 존속을 가능하게 하는 기구로 DNA 자신의 생명력 발 현이라고 생각한다.

따라서 성은 손상을 입은 DNA 분자를 수리, 복원하고 세포를 젊 어지게 하기 위한 생명의 창진적 요소라고 본다. 이것을 확대해석하 면 질병과 죽음 또한 보다 나은 생명을 유전하고 존속하기 위한 생명 의 적극적인 표현으로 볼 수 있을 것이다.

▶ 존재의 또 다른 선물, 암 – 앎 – 지각 – 깨달음

언어를 통해 어떤 개념적 인식을 하느냐에 따라 그 인식하는 틀이 달라지는데, 예를 들면 질병(diseease)과 병환(illness)의 개념을 살펴볼 때 질병은 병이 주체이고 사람이 객체인 질병중심의 의학을 말한다. 반면 병환은 인간이 주체가 되고 병은 이해와 해석의 대상이며 이를 통해 병환의 주체자인 사람이 자신의 삶을 돌아보고, 반성하고 회복해나가는 '앎'과 '깨달음'의 과정으로 인간중심의학을 말한다. 여기서 병을 앓는 사람이 경험하는 것은 곧 '아픔'이다. 아픔은 '앓다'라는 동사에서 유래된 것이다(예를 들면 가슴앓이, 배앓이, 마음앓이, 속앓이, 골치앓이, 이빨앓이 등). '앓이'는 우리 몸을 구성하고 있는 신체들과 밀접한 관계가 있으며 이 신체, 몸은 이 '앓이'를 통해 무너진 우리의 본성이나 삶, 또는 인간관계를 회복하고자하는 몸의 지혜인 것이다.[16]

따라서 우리는 어떤 사람이 병을 앓고 있다고 할 때 우리는 어원적인 의미에서 보면 그가 지금 삶을 알아가고 있다고 말할 수 있다. 이처럼 앓음의 대상은 신체에 국한된 것이 아니라 삶과 인생, 인간관계,

---

16) 에릭 J. 커셀 지음, 강신익 옮김, 『고통받는 환자와 인간에게서 멀어진 의사를 위하여』, p.12.(2003), 코기토.

환경관계 등의 모든 분야에 걸쳐 있다고 봐야한다. 왜냐하면 인간의 존재는 환경과의 유기적인 존재이기 때문이다.

　그렇지만 우리는 질병을 육체적인 것에 한정을 짓고 객관적이고 고립적 실체로 보는 이유는 무엇일까요. 여기에는 언어기호학적인 과학적 논리와 수학적 법칙이라는 물리학적 이성이 늘 자리하기 때문이다. 아픔이란 단지 물리적, 화학적 자극을 인체의 신경계가 전기신호로 받아들여 뇌에 전달하는 하나의 회로에 불과한 것으로 인식하기 때문이다. 따라서 '앓음'(지각, 깨달음, 본성자각, 삶의 성찰)은 아픔(통증)으로, 그리고 아픔은 다시 전기적인 신호로 환원되고 삶을 앓는 인간은 실종된다. 삶의 유기적 관계의 실조에서 빗어지는 '앓음'은 차가운 유리와 금속성 기구가 즐비한 실험실로 이동하게 된다. 진실은 병환을 앓고 있는 인간이 아닌 실험실에서 나온다. 이렇게 실험실에서 관찰되어진 지식은 신체에만 적용되는 것이 되었다. 이러한 단선적인 의학에서 인간의 아픔과 병환은 자리할 곳이 없어진 것이다. 질병을 통해 깨닫고 이해되고 의미되어지는 생명의 전관적(全觀的)이고도 유기적인 통찰은 실종되고 여기에 객관화된 과학적 논리와 법칙, 그리고 실험실의 기호학들이 대신 자리를 차지하게 되었다.

깨달음이란 만물의 배경을 이루는 '하나' 의 상태에 머물러 전체성으로 살아가는 것이고, 평화로운 상태를 말한다. 눈에 보이지 않은 가장 깊은 곳의 진정한 자아와 하나 될 뿐만 아니라 눈에 보이는 물질화된 세상 속의 생명력과도 하나가 되는 것이다. 깨달음이란 안팎으로 일어나는 고통과 계속되는 갈등의 끝일 뿐 아니라 멈출 줄 모르는 생각의 끝이기도 하다.

깨달음은 '실재를 있는 그대로 인정하고 그대로 놓아두는 것' 혹은 '실재 그대로를 그렇다함' 의 뜻인 'Reality', 산스크리트어의 'tathata'(정말로 그러함, 眞如, suchness) 독일어의 'Gelassenheit'(그대로 놓아둠, letting-be)같은 단어를 연상하게 한다. 이는 That's it by circumstance(상황에 따라 그러함)이다. 즉 That's it, which deems.(그렇다고 여기는 인간의 판단에 따라서 그러함)이 아니라 'going along with things'(사물과 어울려 간다)의 뜻이며, 또는 'going according to the (self-) affirmation of all thing(사물의 자기 긍정에 따라감) 혹은 'following whatever actually' (실재하는 것을 그대로 따름)의 의미를 내함 하고 있다. 그래서 깨달음은 있는 그대로를 바라보는 것을 전제로 한다. 이해 한다는 것은 자신이 가진 지식을 내던져 버림을 의미한다. '깨닫다' 의 '깨' '깨뜨리다' 의 '깨' 와 동일한 말에서 파생되었다.

따라서 자신의 고정된 관념이나 지식을 깨트리지 않는다면 이해에 이를 수 없다. 동양철학의 '격물치지' 라는 말이 있다. 끊임없이 궁리하여 완전한 앎, 즉 이해에 이른다는 말인데, '격물치지' 에서 격은 물을 깨트린다는 말이다. 자신이 가진 견해와 지식을 내여 놓아야 한다. 이것이 이해, 깨달음에 이르는 가장 중요한 길이다.

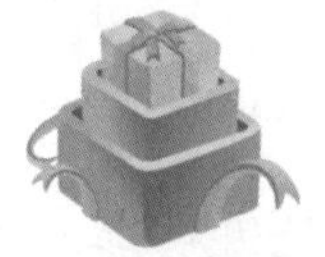

▶ 생명의 역사

생명은 기나긴 우주적 진화의 전 역사를 다 기억하고 있으며(기억세포) 내함하고 있다(유전성). 따라서 모든 질병으로부터 극복할 수 있는 치유의 메카니즘과 질병으로부터 회복할 수 있는 능력을 가지고 있다. 증후와 통증은 바로 질병으로부터 벗어나고자하는 생명의 반응이며 사인이다. 우리는 지금까지 이러한 몸의 언어적인 방식을 약으로 또는 수술로, 제거하고 부정하는 방식을 취한 의학의 역사를 가지고 있으며(이성과 과학의 역사) 그 의학의 한계와 부작용을 경험하고 있으며 인간이라는 종의 생명성은 평균 연령은 늘어났을지 모르지만 점점 퇴화를 걷고 있다.

이제 우리는 생명을 생명으로서의 가치와 기능을 다시 환원시킬 수 있는 자세와 인식을 가져야만 할 것이다. 이는 생명을 바라보는 우리의 인식과 태도가 보다 심미적이고 자연스런 관점을 지니고 잇을 대 가능할 것이다.

생명은 스스로 치유되고 성숙하는 자율적 구조를 가지고 있다는 신뢰성이 있어야 한다.이미 생명은 45억년의 전 진화의 과정을 거쳐 모든 질병으로부터 극복할 수 있는 치유의 메커니즘과 방식을 이미 경험하고 기억 하고 있기 때문이다. 이런 메커니즘과 기억은 종의 번식과 유전을 통해서 전승되어 왔다.

생명의 특성, 또는 존재성(reality)은 바로 번식과 유전에 있다고 본다. 생물체는 무엇보다도 자기복제능력 즉 자기와 똑같은 생명체를 만들어 내는 능력을 가졌는데, 그러기 위해서는 먼저 유전자의 복제가 필요하다. 또 개체의 복제를 위해서는 생식세포의 형성, 수정, 조형운동이 차례로 일어나야 한다. 이러한 과정들을 거쳐 만들어진 개체는 삶을 위해 자기보존을 실현하는데, 삶이란 에너지 흐름을 수반하는 물질의 흐름이라고 볼 수 있다. 즉 에너지를 생산하는 장치를 가동시켜 자신을 유지하고, 더한층 발전시키기 위한 장치를 회전시키고 있다.

생물학적으로 성(性)은 유전 정보의 자손에의 전수이며 또한 유전성이 다른 같은 종류의 개체 사이에서 핵, 또는 세포질의 교환과 융합이 일어나서 더 우수한 유전성을 가진 새로운 개체가 생기는 일이다. 예전에는 성을 생물의 변이성을 높이고 환경에 대한 적응성이 강한 개체를 생산하는 에너지대사의 종류로 설명해 왔으나 최근에는 성을 '핵 또는 세포, 나아가 종의 젊어지기' 라고 보고 있다.

생물의 세포는 분열로 세대를 경과함에 따라 차차 노쇠해 가는데 성은 그것을 다시 젊어지게 함으로 세포, 정확하게는 핵물질, 즉 DNA의 영원한 존속을 가능하게 하는 기구로 DNA 자신의 생명력 발현이라고 생각한다. 따라서 성은 손상을 입은 DNA 분자를 수리, 복원하고 세포를 젊어지게 하기 위한 생명의 창진적 요소라고 볼 수 있다. 이것을 확대해석하면 질병과 죽음 또한 보다 나은 생명을 유전하고 존속하기 위한 생명의 적극적인 표현으로 볼 수 있을 것이다. 이러한 과정에서 자연히 주위 환경과 교섭이 이루어진다.

생명체는 기본적으로 개방 체계 여서 물질의 유입과 유출이 이루어지고 체내에서는 물질적 구성요소의 생성(동화작용)과 분해·소멸(이화작용)이 일어나고 있다. 이것을 환경과의 물질교환을 계속하는 자율성의 체계라고 정의할 수 있지요. 따라서 환경과의 사이에 '자극-반응계'가 발달했고 항상성을 유지하기 위한 적응력이 생겨서 결국 자기완성을 실현해 가게 된다고 본다.

이렇게 자연에는 서로 상반되는 현상이 어떤 질서에 조화를 이루고 있고, 그 속에서 사는 생명체들이 보여 주는 여러 현장에서 그 증거들을 찾아볼 수 있다. 생명현상의 또 다른 면은 자식에게 생명의 전수를 마친 개체에게는 죽음이 뒤따른다는 것이다. 한 개체가 제 수명을 마치면서 새 생명과 교체되는 일은 생명의 성숙과 진화의 과정이며 이러한 개체적 죽음을 통해 생명성은 더욱 우성을 향하게 되는 것이다. 그래서 생명은 아름답다.

생명체 자체를 주체로 생각해 본다면 생명체는 생활조건을 스스로의 힘으로 어느 정도 개척해 왔다고 본다. 자연 선택이 지향하는 방향에 따라 그 생명체 역시 적응의 방향이 결정되므로 필연적으로 적응 현상이 일어나 종의 분화가 가능하게 되었다고 생각할 수 있다. 결국 생명은 자기가 처한 조건에 알맞은 형태를 창조해 왔다고 본다. 그 결과 환경의 변화에 대응하여 살아남는 힘을 가지고 자연선택이라는 그 물을 빠져 나가는 데 성공한 개체들이 생겼다. 그런 저항력이야말로 생체의 내재적 힘일 것이다. 그러니 다윈의 자연선택만이 진화의 요인은 아니라고 생각한다. 생물체 자체가 이미 그것 못지않게 유리한 방향으로 진화하려는 힘을 가지고 있었던 것이다. 바꾸어 말해서 생명체는 변하면서 차차 만들어지는 여러 가능성을 가지고 있기 때문에 그것이 내재적 힘(생명력 또는 정신력)으로 즉 자기조직화능력에 의한 창조성으로 나타난다고 믿어진다.

임종영성은 두 가지 의미를 가지고 있다. 첫째는 신체적인 것이고 둘째는 영적인 것이다. 신체와 영, 또는 심신의 관계는 생명을 이루는 불가분의 관계이다. 이 두 관계는 마치 DNA의 이중나선형 처럼 서로 관계를 규정하고 연관 짓는 상호의존적이다. 어떻게 보면 임종, 즉 신체의 마무리, 혹은 파괴, 파국(catastrophe)을 통해 영성이 회복되어지고 더욱 발현되어지고 이렇게 발현된 영성은 또 다시 신체에 좋은 영향을 주게 되는 과정이다. 그래서 테레사 수녀는 "임종은 마지막 영적 성장이다."고 말한다. 따라서 신체를 경험하지 않는다면 영혼의 존재에 관한 물음이나 영혼에 관한 말들이 생겨날 수 없을 것이다. 아리스토텔레스가 영혼이란 신체에 살아있음 이외에 아무것도 아니며, 그 신체가 신체다울 수 있는 목적을 이끌어주는 목적인을 영혼, 혹은 엔텔레케이아라고 불렀다. 아리스토텔레스가 말하는 '엔텔레케이아'(entelecheia-목적)는 몸의 충만한 상태를 이름이며 살아 있는 존재의 충분한 완성과 실현을 표현한 것으로 이 단어를 썼던 것이다. 즉 '엔텔레케이아' 라는 목적인은 몸이라는 질료인을 벗어날 수 없으며 이 두 양자는 불가분의 관계임을 알 수 있다.

질병은 마음이 분리될 때 생기는 것이다. 디지즈(disease)라는 단어를 보아도 일상적 삶에서 분리, 떨어져 나간 것을 의미한다. 분리는 선택을 요구하며 선택은 양극단을 요구한다. 따라서 분리되지 않는 마음이 치유이다. 마음속에 대립되는 것이 많이 있다면 그것은 병이 된다고 볼 수 있다. 치유라는 단어는 전체라는 단어와 같은 어원을 가지고 있다. 그리고 신성이라는 단어 역시 치유나 전체와 같은 어원을 가지고 있다. 병을 치유한다는 것은 환자의 분리된 마음을 전체적이고 하나 된 마음으로 회복할 때 치료가 된다. 전체적인 사람이 될 때 인간에게 신성이 깃들기 시작한다. 붓다와 예수는 전체적인 삶을 사셨던 분들이다. 인간만이 선택을 강요하고 분리를 좋아한다. 많은 성직자들이 양극단을 요구한다. 선과 악, 영과 육, 죄와 구원, 기독교와 불교.... 그러나 붓다와 예수는 양극단을 보지 않고 이 극단이 어디에서 생기는지 그 마음의 중심을 헤아려 근본적인 문제를 해결하려 한다.

아무리 내가 선한 기도와 구제와 양선을 한다하더라도 사랑이 없으면 아무 소용없는 것 같이 우리 마음의 중심이 붓다와 예수의 마음과 같이 전체적이 되지 못하면 그 기도와 구제와 양선은 그 행위는 허위일 수밖에 없다. 그러나 내가 붓다와 예수의 마음을 품고 전체적인 존재가 되어 그 행위를 한다면 그 행위는 옳은 것이 된다.

결국 모든 것은 행위에 달려 있는 것이 아니라 우리의 존재가 어떤 존재이냐에 따라 결정된다. 그러므로 붓다와 예수에게 있어서 근본적인 것은 우리가 무엇을 행하는가가 아니라 우리가 어떤 존재인가이다. 존재는 우리 내면의 가장 깊은 정수를 의미하고 행위는 표면적이고 주변적이며 양극단일 수 있다.

죄는 균형을 일탈한 양극단에서 생기는 병이다. 죄의 회복은 균형 잡힌 나의 삶과 몸의 회복을 통해서 시작된다. 이것은 붓다와 예수의 전체적인 마음을 품으로서 가능하다. 죄의 회복은 행위로서가 아니라 회개를 통해서 시작된다. 회개는 미래의 사건이 아니라 오늘 바로 이 시간 이 자리에서 바로 행해지는 사건이다.

▶ 죽음의 의미

죽음은 생명의 현상이며 온전히 생명을 이루어가는 과정이다. 따라서 죽음과 생명, 생명과 죽음은 떨어질 수 없는 관계이다. 따라서 죽음 없이 생명이 이루어지지 않으며, 생명 없이 죽음 또한 이루어지지 않는다. 생명 있는 것만이 죽음에 이를 수 있고 죽음을 통해 더 큰 생명으로 진입할 수 있다. 생명은 죽음을 통해 성장한다. 생명에 있어서 죽음은 성장의 기회이다. 그렇다면 생명에게 있어서 무엇이 성장의 기회이고, 생명에 있어서 무엇이 가장 본질적이며 가장 고귀한 것일까?

임종을 맞이하는 환자의 가장 갈급하고 소망하는 것은 일상에의 회귀이며 자신의 본래의 모습으로 돌아가는 것이다. 따라서 죽음은 막다른 길에서 우리 자신의 존재의 의미, 생명의 의미, 일상의 의미, 만남과 관계의 의미가 무엇인지, 삶에서 가장 소중하고 중요시 되어야할 할 것이 무엇인지 생각하게 한다. 미래의 꿈과 직장, 명예와 권위, 직위와 부 등을 찾아 경주 하느라 그동안 잃고 지내왔던 것들, 오늘 이 자리, 늘 함께하고 있던 일상의 아름다움을 다시 발견하게 한다. 따라서 죽음은 생명이 주는 하나의 선물이다. 그리고 우리가 우리다와지고 우리 자신의 진정한 모습을 발견할 수 있도록 인도한다. 모든 생명은 죽음을 통해 진화, 성숙한다. 따라서 죽음은 개체적 생명의 종식을 의미하는 것이 아니라 더 큰 생명으로의 성장과 진입이라는 인식으로 바라보았을 때 비로소 생명의 진정한 의미를 발견할 수 있다.

생명은 의학의 진단과 임상 처방학의 좁은 방법론에 갇혀있지 않다. 진정 우리가 생명 앞에 무엇을 할 수 있는가? 생명이 가지고 있는 자율적 자정능력을 인지하고 신뢰하는 태도, 그리고 환자 스스로 존재의 의미와 삶의 의미, 만남의미, 관계의 회복과 치유가 더욱 환자의 삶과 생명을 높일 수 있는 방법론이 될 수 있지 않을까? 특히 1년, 6개월, 3개월 미만의 말기 환자에게 있어서 이러한 태도는 더욱 절실한 행동이 아닐까?

▶ 죽음이 주는 궁극적인 깨달음

죽음이 주는 궁극적인 깨달음은 '무상'(無常)을 발견하는 것이다. 우리가 감정, 생각, 의견, 소유물과 인간관계까지 그토록 강하게 집착하는 이유는 바로 무상이라는 진리를 아직 마음 깊이 깨닫지 못했기 때문이다. 무상함이 삶의 본성이라는 것을 깨닫는다면 자연스럽게 집착을 놓을 수 있다. 무상함의 진리를 깨닫게 된다면 변화와 죽음, 그리고 사별까지도 우리는 커다란 상실감을 느끼지 않을 것이다. 그 때 흘리는 우리의 눈물은 죽음과 무상함이 삶의 현실이라서가 아니라 그보다 더 심오한 이유, 즉 겪지 않아도 될 모든 고통과 상처, 그리고 괴로움을 겪는 우리 자신을 포함한 모든 존재를 향한 자비심의 눈물일 것이다.[17]

---

17) 소갈 린포체, 『티베트의 지혜』(The Tibetan book of Living and Dying), 오진탁 옮김, 민음사(1999).

▶ 사랑-존재의 상태

사랑은 일종의 존재 상태이다. 사랑은 외부에 있는 것이 아니라 자신의 내면에 깊이 자리 잡고 있다 자신은 사랑을 잃을 수가 없다. 사랑이 자신을 버리고 떠날 수도 없다. 사랑은 누군가 다른 사람의 몸이나 외부의 어떤 형상에 의존하지 않는다. 현존의 고요함 속에서 자신은 모양도 없고 시간도 없는 자신의 참된 실재를, 자신의 육체적인 형상에 생명을 불어넣는 '현시되지 않는 생명력'을 느낄 수 있다. 자신은 그때 다른 모든 사람들과 삼라만상 속에도 동일한 생명력이 깊숙이 내재되어 있음을 느낄 수 있다. 자신은 눈에 보이는 모습과 분리되는 장막 너머를 바라보게 된다. 이것이 '하나 됨'의 깨달음이다. 이것이 사랑이다.

그리고 사랑은 우리가 진정으로 소유하고, 간직하고 떠날 때 가지고 갈 수 있는 유일한 것이다. 그리하여 그들은 이제 밖에서 행복을 찾는 일을 중단하고 대신 이미 갖고 있는 일상적인 삶의 의미와 진정한 마음의 풍요로움을 발견하는 법을 배운다. 오늘 우리가 불행한 이유는 삶의 고통이나 복잡하게 얽힌 이해관계가 아니라 그 밑바닥에 흐르는 단순한 진리들을 놓치고 있기 때문이다. 자신을 사랑한다는 것은 우리 주위에 언제나 있는 삶을 받아들이는 것이다. 자신을 사랑한다는 것은 모든 장벽을 없애는 것이다. 삶은 그 자체로 완벽하다. 삶은 한계가 없다. 삶을 인식하는 우리 자신의 인식에 한계가 있을 뿐이다.

삶에는 희노애락, 실패, 기쁨 고통, 질병, 평온 불안 등이 내재되어 있는 총체적인 양식이다. 그리고 이들은 유기적인 관계와 인과를 지니고 있다. 삶에서 나쁜 것과 잘못된 것을 버린다면, 그리고 회피한다면 삶은 이루어질까? 나쁜 것과 잘못된 것의 판단은 에고의 판단에서 나온다.

신이란 무엇일까? 모든 생명체의 밑바닥에 흐르는 영원한 '하나의 생명'의 현존을 느끼는 것이다. 그것으로 존재하는 것이다. 그러므로 모든 사랑은 신의 사랑이다.

대부분의 사람들은 크나큰 고통을 경험하고 나서야 비로소 저항하는 마음을 버리고 받아들이고 용서한다. 그렇게 하자마자 즉시 위대한 기적이 일어난다. 악이라고 여겼던 것을 통해서 의식이 활짝 깨어나고, 고통이 내면의 평화로 바뀌는 것이다. 이 세상의 모든 악과 고통은 이름과 형상 너머에 있는 우리의 진정한 모습을 일깨워 주기 위해 거기 존재한다. 우리의 제한된 관점에서 악이라고 알고 있는 것이 사실은 지고지순한 선의 일부인 것이다. 그럼에도 이런 일은 용서하지 않으면 일어나지 않는다. 자신이 모든 것을 다 받아들이고 용서할 때까지 악은 구제받지 못하고 악으로 남아 있을 것이다.

과거가 실재가 아님을 알아차리고 현재의 순간을 있는 그대로 받아들임으로써 변화의 기적은 내면에서뿐 아니라 바깥에서도 일어난다. 확고하게 현존하는 고요한 공간이 자신 내부와 주위에 형성되면서 그러한 의식의 영역에 발을 들여놓는 사람들은 모두 그 영향을 받게 된다. 그 변화는 때로는 즉시 눈에 보일 수도 있고, 더 깊은 차원에서 서서히 진행되다가 나중에 드러날 수도 있다. 아무것도 행하지 않고, 단지 자주 강렬한 현존의 주파수를 유지하는 것만으로도 자신은 불화를 해소하고, 고통을 치유하고, 무지의 어둠을 추방할 수 있게 되는 것이다. 행복과 불행은 사실 하나이다. 단지 시간의 환상이 그 둘을 분리하는 것뿐이다. 이것은 부정적인 관점이 아니다. 사물의 본성을 알아차림으로써 남은여생 동안엔 환상을 좇지 말자는 것이다. 자신이 더 이상 즐거워해서는 안 된다는 것도, 아름다운 사물이나 조건을 중요하게 여기지 말아야 한다는 것도 아니다. 하지만 그런 것들을 통해 정체성이나 영구성이나 만족을 추구한다면, 그것은 결국 좌절과 고통만을 안겨 줄 것이다.

사물과 조건은 자신에게 즐거움을 줄 수 있지만 고통 또한 안겨준
다. 사물과 조건은 자신에게 즐거움을 줄 수 있지만 기쁨은 줄 수 없
다. 사실 이 세상의 그 무엇도 자신에게 기쁨을 줄 수 가 없다. 기쁨이
란 아무런 원인 없이 내면에서 솟아나는 것이다. 기쁨은 내적 평화의
정수로써, 신의 평화라고 불려왔다. 기쁨이야말로 자신 본연의 상태
이며, 자신이 애써 수고하거나 고투한다고 해서 얻을 수 있는 것이 아
니다.

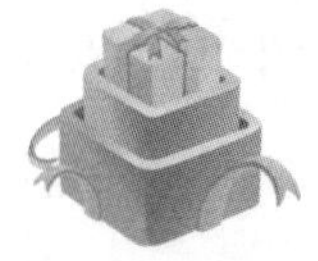

진정한 우리 자신은 이름과 형상 너머에 있다. 모든 감정은 진정한 자신에 대한 인식을 상실함으로써 느끼게 된 애초의 원시적인 감정이 변형된 것이다. 애초의 그 감정은 성격이 불분명해서 딱히 무어라고 이름 짓기 곤란하다. 그나마 '두려움'이라는 단어가 거기에 가깝다고 할 수 있다.

지속적인 위협을 느끼는 것만이 '두려움'은 아니다. 자포자기와 자신의 불완전함을 깊이 느끼는 것 또한 두려움이다. 인간의 밑바닥에 깔려 있는 이런 감정은 그 모습을 선명하게 드러내지 않은 만큼 그냥 '고통'이라고 부르는 편이 적당할지도 모른다. 마음이 하는 주요한 과업 중 하나는 이런 감정적인 고통에 대항하여 싸우거나 그것을 제거하는 것이다. 마음이 그토록 분주한 것은 바로 이를 위해서이다. 하지만 마음은 기껏해야 일시적으로 고통을 덮어두는 정도의 성과밖에 거두지 못한다. 사실, 마음이 고통을 없애려고 싸우면 싸울수록 고통은 점점 더 심해진다. 마음은 결코 해결책을 찾을 수 없으며, 자신으로 하여금 해결책을 찾도록 허락하지도 않는다. 왜냐하면 마음 자체가 문제의 근원이기 때문이다. 경찰서장이 불을 질러 놓고는 방화

범을 찾아 헤매는 것과 마찬가지이다. 자기 자신을 마음과 동일시하는 일을 그만둘 때까지는 이런 고통에서 결코 자유로울 수 없을 것이다. 다시 말하자면 에고의 옷을 벗어 던져야만 한다. 에고라는 거짓된 자아가 권좌에서 물러날 때만이 진정한 자기 자신이 본연의 모습을 드러낼 수 있는 것이다.

사랑과 기쁨은 진정한 자신과 연결될 때 자연스럽게 흘러나온다. 우리 본연의 상태가 곧 사랑과 기쁨의 상태로서 그 감정들과 떼려야 뗄 수 없는 것이다. 사랑과 기쁨과 평화는 '감정'이라고 부를 수 있는 것이 아니다. 감정 너머 훨씬 더 깊은 차원에서 존재하는 것이다. 사랑과 기쁨과 평화는 존재의 심오한 상태이다. 자신의 진정한 존재와 내적으로 연결된 상태인 것이다. 그런 상태는 마음 너머에서 일어나기 때문에 대립이 없다. 반면, 마음의 일부인 감정은 이원성의 법칙에 따른다. 쉽게 말하면, 악이 없으면 선도 없다. 마음을 자신과 동일시하는, 깨닫지 못한 상태에서 경험하는 '기쁨'이란 고통의 반대편에 있는 쾌락에 지나지 않아서 오래 가지 못한다. 거기에 사로잡혀서는 쾌락과 고통이라는 극단을 오갈 수 있을 뿐이다. 쾌락은 항상 외부에서 오지만 기쁨은 내면에서 일어난다. 오늘 즐거움을 주는 바로 그것이 내일은 고통으로 변할 수 있다. 쾌락이 떠난 자리에는 고통이 남게

되는 것이다.[18]

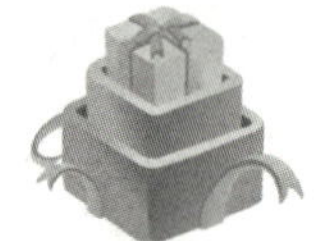

---

18) Eckhart Tolle, p.123.

▶ 고통

　인간이 겪는 고통의 대부분은 불필요한 것들이다. 분주히 움직이는 마음을 지켜보지 않는 한 고통은 저절로 만들어진다. 지금 이 순간에 고통을 만들어 내는 것은 '있는 그대로 받아들이지 않기 때문이거나' '있는 그대로'에 대한 무의식적인 저항이 나타난 것이다. 그러한 저항은 생각의 차원에서 보면 판단의 형태를 띠고, 감정의 차원에서 보면 부정의 형태를 띤다. 고통의 강도는 지금 이 순간 저항하는 정도에 달려 있으며, 이것은 다시 자신과 마음을 얼마나 동일시하느냐에 달려 있다. 마음은 언제나 '지금 이 순간'을 부정하고 거기서 탈출하려 한다. 지금 이 순간을 있는 그대로 받아들이고 존중하면 할수록 우리는 고통으로부터, 번뇌로부터, 에고의 마음에서부터 자유로워진다.

　그렇다면 마음은 어째서 '지금'을 습관적으로 부정하는 걸까? 왜 '지금'에 저항하는 걸까? 마음은 과거와 미래라는 시간이 없으면 기능하지 못하고 통제되지 않기 때문이다. 그래서 시간을 초조월해 존재하는 '지금'을 위협적으로 느끼게 된다. 사실 시간과 마음은 분리되어 있는 것이 아니다.

　심리적인 두려움은 구체적이고 즉각적인 위험과는 구분된다. 그것은 불안, 근심, 초조, 긴장, 공포, 증오 등의 모습으로 찾아온다. 이런 심리적인 두려움은 지금 일어나고 있는 일에 대한 것이 아니라, 장차 일어날지도 모를 일에 대한 것이기 십상이다. 우리는 지금 여기에 있으면서도 마음은 늘 미래에 가 있곤 한다. 그래서 조바심이 생겨나는 것이다. 자신을 마음과 동일시하여 '지금'이 지닌 힘과 단순성을 잃어버리고 있는 한, 그러한 조바심은 절친한 친구라도 되는 양 우리를 따라다닐 것이다. 우리는 지금 이 순간에 대해서는 언제나 대처할 수 있다. 하지만 마음이 만들어낸 미래에 대해서는 어떻게도 손을 쓸 수가 없다. 게다가 자신을 마음과 동일시하는 한, 앞서 지적한 바와 같이 에고가 우리의 삶을 좌우하게 된다. 에고는 원래가 허깨비나 다름없기 때문에 교묘한 방어 전략에도 불구하고, 매우 연약하고 불안하며 스스로 끊임없이 위협을 받고 있다고 느낀다. 겉보기에 매우 자신감이 넘치는 에고라 할지라도 마찬가지이다. 감정이란 마음에 대한 몸의 반응이라는 점을 상기한다. 마음에 의해 만들어진 에고가 우리 몸을 향해 끊임없이 내보내는 메시지는 어떤 것일까? 바로 자신이 위협을 받고 있다는 위기의식이다.

사람들의 말과 생각, 행동의 많은 부분은 두려움에 뿌리를 두고 있다. 두려움이란, 미래에 초점을 맞추고 살기 때문에 생겨나는 것이고,

‘지금 여기’에서 벗어나기 때문에 생겨나는 것이다. ‘지금’ 속에는 아무 문제가 없으므로 두려움 또한 없다. 현재 순간에 깨어 있다면 자신은 일어나고 있는 일들에 분명하고 예리하게, 효과적으로 대처할 수 있다. 마음이 만들어 내는 과거의 조건에 따라 반응하는 것이 아니라, 상황에 따라 직관적으로 대응하는 것이다. 또한 시간에 묶인 마음이 반응을 보이고 싶은 충동을 일으킬 때라도, 아무 행동도 하지 않고 그냥 ‘지금’의 한가운데에 머물러 있는 것이 더 효과적이라는 것을 알아차릴 수 있다. ‘지금’에서 이탈해 쫓기듯이 사는 것을 멈추면, 자신이 하는 모든 일에 존재의 기쁨이 흘러들 것이다. 주의력을 ‘지금’에 집중하는 순간, 자신은 고요함과 평화를 느끼게 된다. 더 이상 만족과 성취를 미래에 걸거나 미래에서 구원을 기대하지 않는다면, 자신은 그 결과에 연연하지 않게 된다. 성공이나 실패는 내면의 존재 상태를 바꿀 수 없다. 그리하여 삶의 상황 밑바닥을 흐르는 삶 자체를 발견하게 되는 것이다.

　　예수는 자신의 존재를 "I am the way, I am the Truth, I am the Life."라고 말한다. 여기서 예수가 한 말의 의미는 하나님과의 온전한 관계를 의미한다. "I am the way."는 "I know the way"와 완전히 다른 의미이다. 여기서 'I' 는 Way itself, Truth itself, Life itself를 말하는 것이다 'I' 의 존재성은 The way, truth, life 그 자체에 있는 것이다. 만약 우리가 우리의 삶, 생명 그 자체 안에서 살지 않는다면 우리는 우리 존재됨의 의미를 상실하게 될 것이다. 예수의 존재가 Way itself, Truth itself, Life itself인 것처럼 우리도 우리의 삶에 갭이 없이 온전히 그 하나가 될 때 우리도 예수와 같은 존재의 삶을 살 수 있다. 우리가 우리의 삶에 온전할 때 비로소 우리는 우리의 삶에 온전한 예배가 될 수 있다. "Whenever two or three are gathered in My Name, there I am." 여기서 'I am' 의 존재 근거는 "Whenever two or three are gathered in My Name"이라는 삶의 실천에 있는 것처럼 나의 리얼리티는 삶 그 자체에 있다. 예수는 이 순간이라는 영원 속에서 사셨던 분이다. '이 순간' 에는 과거도 미래도 없는 오로지 현재만이 있는 영원성이다. "너희가 기다리는 것은 이미 왔다 그러나 너희는 알지 못하고 있다. 그리고 그것은 지금 여기 있을 뿐만 아니라 언제나 여기에 있었다." "아브라함이 있기 전부터 나는 있었다. 나는 언제나 여기에 있었다." 우리의 마음은 예수가 미래에 올 것이라고 생각한다. 그 마음이 또 현재의 예수를 부인한다. 그 이유는 우리의 마음이 항상 과거와 미래에 가 있기 때문이다. 유태인은 말한다. "이 사람은 우리가 기다렸던 사람이 아니다." 그리고 영원히 아무도 예수가 될 수 없다. 하나님은 누구인가? 그냥 삶일 뿐이다. 삶은 완벽하다. 삶은 한계가 없다. 삶을 인식하는 우리 자신의 인식관에 한계가 있을 뿐이다.

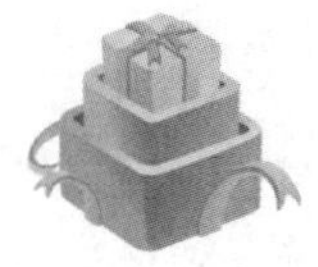

▶ 가장 큰 스승-관계

진정한 관계는 존재에 대해 깨어 있을 때에만 가능하다. 존재를 인식함으로써 자신은 상대방의 몸과 마음을 하나의 스크린처럼 여길 수 있게 된다. 자신의 참모습을 느끼듯, 그 스크린 너머에 있는 상대방의 진정한 참모습을 느낄 수 있게 된다. 그래서 누군가의 고통이나 무지에 싸인 행동에 직면했을 때에도 자신은 현존하면서 존재와 접촉할 수 있게 되고, 그래서 상대방의 모습 너머를 바라보고, 자신의 존재를 통해 그의 찬란하고 순수한 존재를 느낄 수 있게 된다. 존재의 차원에서는 모든 고통이 환상으로 보인다. 고통은 모습과 자신을 동일시하는 데서 비롯된다. 이러한 깨달음은 준비가 된 사람들의 '존재 의식'을 일깨움으로써 치유의 기적을 낳기도 한다. 자비심은 자신과 모든 창조물 사이의 깊은 연대를 깨닫는 데서 온다. 관계는 가장 큰 배움의 기회이다. 인간 존재 자체가 관계의 상호작용으로 이루어져 있기 때문이다. 모든 인간관계를 맺고 있는 유형의 특징은 '나 자신'이라는 공통분모에 있다. 우연적이고 중요하지 않는 관계는 없다. 우리는 특별한 사랑만 사랑이라고 생각하지만 가까이에 있는 사랑을 느끼지 못하는 경우가 많다. 가장 가까이 있는 모든 주변 환경이 사랑으로 가

차 있다. 절박한 상황에서 모든 운명을 걸 수 있는 것은 쉬운 일이다. 그러나 밋밋하고 쉬운 일상적 삶에서 운명을 건다는 것은 참으로 어렵다. 영웅이 되는 것은 쉽지만 일상으로 겪는 경험들 속에 숨어있는 평범함의 아름다움을 느끼는 일상인이 되는 것은 더 어렵다.

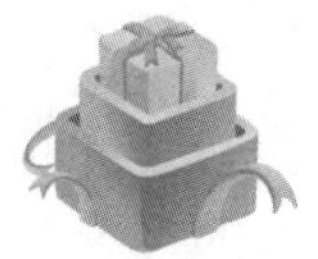

▶ 신의 발견

저항은 마음과 떨어질 수 없는 것이다. 그러므로 저항을 버리면, 자신의 주인 노릇을 해 오면서 자신을 가장하고, 거짓 신을 연기해 온 마음의 역할이 끝난다. 모은 판단과 모든 부정성이 녹아 버린다. 그러면 마음에 의해 가려져 있었던 '존재'의 영역이 활짝 열린다. 갑자기 내면이 더 없이 평온해지면서 무한한 평화를 느낀다. 그 평화 속에는 더할 나위 없는 기쁨이 있다. 그 기쁨 안에는 사랑이 있다. 그리고 내면의 가장 깊은 중심핵에는 측량할 길 없는 신성이 자리하고 있다. 그것은 이름붙일 수 없는 것이다.

그것을 '신의 발견'이라고 부르지 않는다. 도저히 잃어버릴 수 없는 것, 자신의 생명 자체를 어떻게 발견한단 말인가? 신이라는 단어는 수천 년 동안 잘못 이해되고 오용되어 왔다. 뿐만 아니라 신이라고 하면 자기 자신이 아닌 뭔가 다른 실체를 암시한다. 신은 하나의 존재가 아니라, '존재 자체'이다. 주체와 객체의 관계도 아니고, 이원적인 것도 아니며, 자신이 있고 신이 따로 있는 것이 아니다. 신을 인식하

---

19) Eckhart Tolle, p.78.

는 것은 아주 자연스러운 일이다. 자신이 신을 의식할 수 있다는 것이 놀랍고 이상한 일이 아니라, 자신이 신을 의식하지 못한다면 그것이 오히려 놀랍고 이상한 일이다.[19]

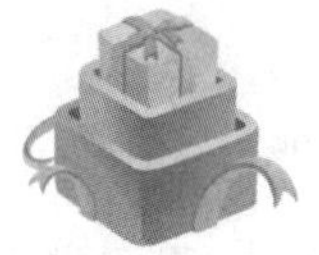

생명은 상실에서부터 시작된다. 어머니의 자궁으로부터 떨어져 나오는 상실을 겪으며 갑자기 땅위에 홀로 서야하는 순간을 맞이하는 것이다. 세포의 성장은 분열과 분리를 통해서 이루어진다. 많은 사람들이 삶이 곧 상실이고 상실이 곧 삶이라는 것을 이해하지 못한 채 평생 상실과 싸우고 그것을 거부한다. 상실 없이 삶은 변화할 수 없고 생명도 우리도 성장할 수 없다. 일상의 물건이나 능력, 건강을 잃었을 때 비로소 우리는 자기가 잃어버린 것이 얼마나 소중한 것이었는지 깨닫게 된다.

상실이 주는 배움을 통해 어느 순간 우리는 삶에서 하찮게 여기던 것들이 얼마나 중요한 것이었는지 깨닫게 된다. 상실은 인간을 하나로 묶어주고 서로 깊이 이해하게 해준다. 그리고 삶의 어떤 가르침보다 더 깊이 우리를 연결해 준다. 상실보다 다 힘든 것은 상실을 겪게 되지 않을까하는 불안과 초조함이다. 막상 상실에 처하면 마음이 차분히 평안해지는 것을 느낀다. 상실 너머에 존재하는 결코 사라지지 않는 자기 자신의 진정한 부분, 사랑하는 이들의 진정한 부분을 발견할 수가 있다. 이들은 사라지지 않고 영원히 간직되고 나눌 수 있는

것이다.[20)]

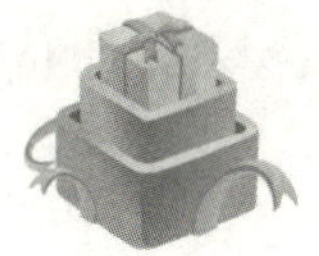

20) Elisabeth Kübler-Ross & David Kessler, Life Lessons, p.26, SCRIBNER, New York, 2000, 죽음은 궁극적인 상실이 아니다. 임사체험자들의 말하는 공통점은 첫째, 그들은 죽음이 두렵지 않다고 말한다는 것이다. 둘째, 죽음은 필요 없어진 옷을 벗는 것처럼 육체를 떠나는 것에 불과하다는 것을 느꼈고 셋째, 그들은 죽음 속에서 온전한 자신을 느꼈고 자신이 모든 사물, 모든 존재와 연결되어 있음을 느꼈다. 더불어 어떤 상실감도 느끼지 못했다고 말한다. 그들은 절대 외롭지 않았으며 누군가가 자신과 함께 있음을 느꼈다고 한다.

▶ 감사하기

　삶이 충분할 때 우리는 더 이상 아무것도 필요하지 않다. "항상 기뻐하라, 쉬지 말고 기도하라, 범사에 감사하라 이는 예수 그리스도 안에서 하나님이 우리를 향한 뜻이니라." 여기서 '항상', '쉬지 말고', '범사에' 라는 부사는 단절적이고 부분적인 의미가 아니라 지속적이고 전체적인 의미를 지니고 있다. 그리고 '기쁨' 과 '기도', '감사' 는 외부에서 오는 것이 아니라 자신의 내면에서 나타나는 것이다. '예수 그리스도 안' 이라는 뜻은 무엇일까? 그것은 삶의 전체, 곧 이 순간 현존을 의미한다. 현존은 과거나 미래가 아니라 지금 이 순간 살아있는 영원성을 말한다. '예수 그리스도 안' 이란 나의 존재의 현실인 지금 이 순간 살아있는 실재를 의미한다. 이것을 깨달을 때 항상 기뻐할 수 있고 쉬지 말고 기도할 수 있으며, 비로소 범사에 감사할 수 있다. 이는 인격수양이나 윤리도덕적 실천으로 주어지는 것이 아니라 우리 자신의 존재 근원이 본래부터 '기쁨' 과 '기도', '감사' 의 존재라는 것을 깨달을 때 내면에서 저절로 드러나는 자연스런 현상이다. 우리의 존재는 원래부터 사랑과 기쁨, 기도와 감사의 존재이며 이러한 발현이 가장 자연스런 상태이다.

그러하기 때문에 이것이 바로 하나님이 우리를 향한 "뜻'이라고 말한 것이다. 삶은 완벽하다. 단지 우리의 인식의 한계로 삶을 제한하기 때문에 부조리하게 보이고 모순되게 보일 뿐이다. 아무리 부조리하게 보이고 부정적인 요소들이 많이 보이더라도 그것은 나 자신의 존재를 온전하게 하는 에너지들의 현상일 뿐이다. 희노애락의 감정은 우리의 순수의식을 실어 나르고 표현되어지는 매개체들이다. 단지 이를 어떻게 조화롭고 발현하는가라는 기술의 문제가 있을 뿐이다.

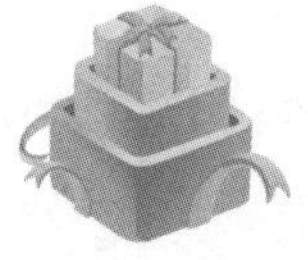

▶ 누리기

시간이란 누리기 위해 있는 것이다. 죽을 준비가 되기 전 까지는 죽지 않는다. 죽음에서든 삶에서든 자신이 준비가 되기 전에는 자신의 삶에서 어떤 것도 제대로 경험할 수 없다. 모든 경험은 자신의 생각과 준비라는 나름의 질서에 따라 진행되기 때문이다. 삶을 살아가는 우리 자신은 삶이 제공하는 기회에 항상 우리의 존재가 치유 중이라는 신뢰가 있어야 한다. 상황을 바꿀 수 없다고 해서 최악이라고 생각할 필요가 없다. 일이 일어나고 전개되는 과정을 신뢰해야 한다. 세상에서 일어나는 많은 일들이 대부분 우리의 도움이나 간섭 없이 일어난다. 우리의 도움이 필요하다는 것은 단지 생각일 뿐이다. 모든 일이 좋은 쪽으로 움직이고 있음을 신뢰하는 것, 인내심을 갖는 것은 바로 신뢰하는 마음을 갖는 것이다. 신뢰하는 마음이 있으면 어떤 일도 목적 없이 일어나지 않는다는 것을 알 것이다. 삶의 종착점에 있는 사람들은 자신이 겪는 나쁜 경험조차도 후회하지 않는다. 그 나쁜 일도 일상의 아름다운 부분이기 때문이다. 세상의 모든 일은 쉬지 않고 움직이며 하나의 큰 계획 속에 움직인다.

우리는 단지 그 삶에서 휴식하고 우리 행하는 자연의 섭리를 펼칠 수 있도록 놓아주면 될 뿐이다. 상황에 자신을 맡기고 마음을 평화롭게 쉬는 힘이 우리 안에 있음을 의미한다. 환자라는 단어, patient와 평온하게 고통을 참는 것을 의미하는 형용사 참을성 있는 patient의 형태가 같은 것은 우연이 아니다. 두 가지 모두 참는다는 의미의 라틴어 'pati'에서 온 것이다. 우주가 중요하게 생각하는 것은 우리의 본질이며, 언제 어떤 상황에서든지 진정한 자신이 될 수 있도록 하기 위해 우주는 필요한 것들을 우리 삶 속에 가져 온 것이다. 따라서 우리는 모든 것이 잘 될 것이라는 좋은 마음으로 자신을 이 삶에 내 맡기는 지혜가 있어야 한다.

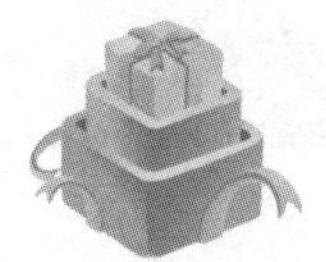

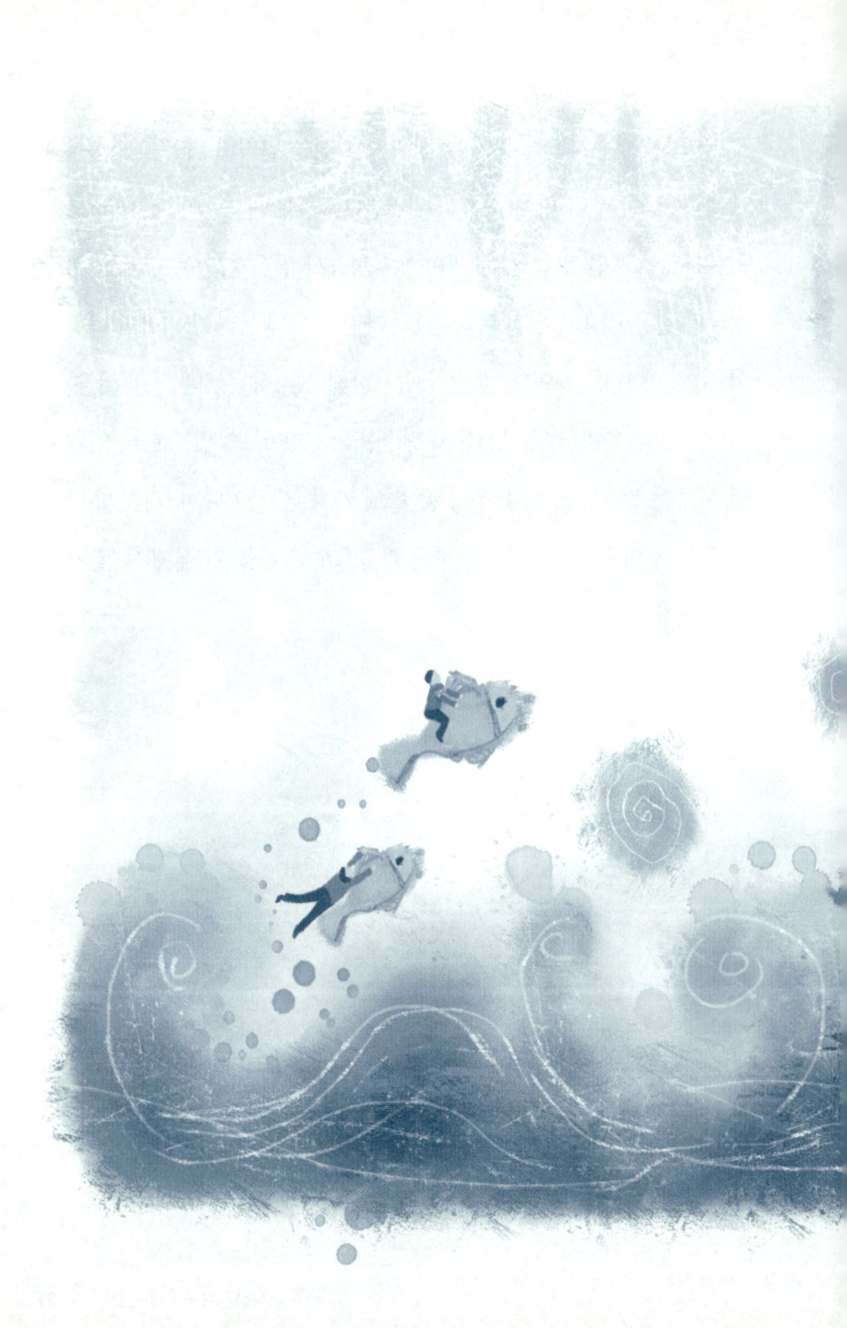

제6부 양생 · 치유론

Care(preservation) of one's Health and Healing

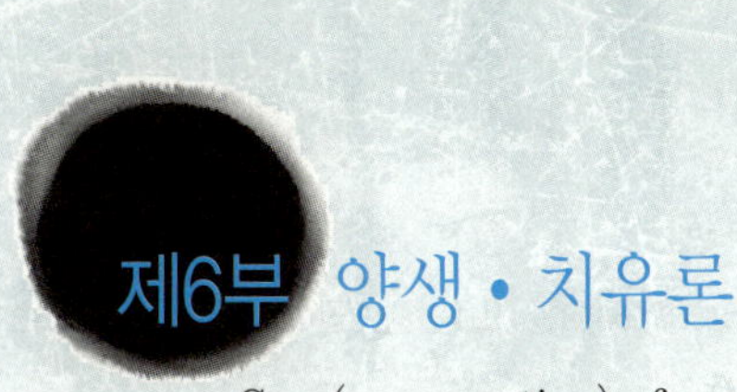

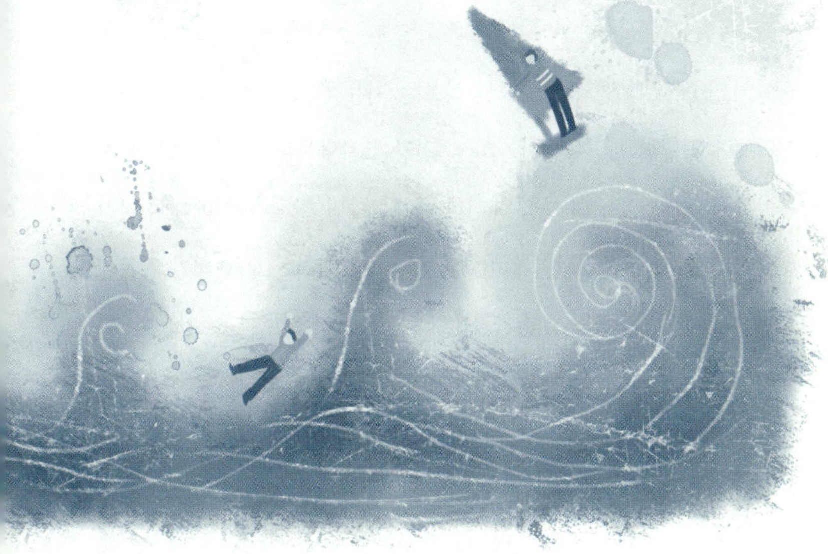

제6부 양생 • 치유론

Care(preservation) of one's Health and Healing

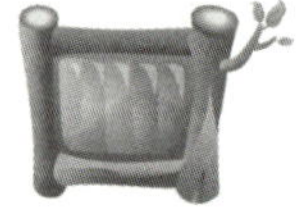

임종프로그램의 궁극적인 목표는 치유에 있다. 임종프로그램은 임종에 직면한 사람들뿐만 아니라 건강한 사람들도 이 프로그램에 참여할 수 있다. 자신의 죽음을 미리 예견한다면, 오늘 자신에게 주어진 삶이 결코 단순하게 의미 없이 지나칠 일이 아니다. 오늘 내가 임종에 임한다면 나는 지금, 이 순간 어떤 마음과 감정을 느낄 수 있을까! 만약 우리 모두의 삶이 오늘 자신이 임종을 한다는 자세로 살아간다면 그냥 헛되이 보낼 것이 아무것도 없을 것이다. 따라서 역설적이게도 임종프로그램의 목표는 치유에 있다.

　본 장에서는 일상적인 삶에서 생명을 기르고 치유하고, 보다 거시적인 안목에서 세상을 바라볼 수 있는 혜안을 알아본다.

The ultimate goal of an Well-Dying Program is to heal. It is not only for those who in their last days but also for healthy people. If you deeply think about your own death, today is not just another day to let meaninglessly pass by. If I faced my death today, how would I feel? If we all live each every day with an attitude facing our own deaths, there will be nothing to waste in vain. Thus, the purpose of this Well-Dying Program is paradoxically, to heal.

In this chapter, we will think about how to grow and heal lives in everyday life and how to see the world from a broader point of view.

제1장. 성경적 치유법

성경은 우리 몸이 흙과 하나님의 호흡인 생기로 이루어진 것이라고 말한다. 물론 흙과 생기를 분석해서 몸이 갖고 있는 모든 신비한 기능을 전혀 밝혀 낼 수는 없다. 하늘 기운과 땅기운이 만나 만들어진 인간의 모습은 현대의 과학으로 아무리 궁리하고 연구해도 그 무궁무진한 인체의 신비는 밝혀 낼 수 없다. 성경은 인간을 창조한 하나님의 섭리를 이렇게 이야기 한다.

"주께서 내 장부를 지으시며 나의 모태에서 나를 조작하셨나이다. 내가 주께 감사하옴은 나를 지으심이 신묘막측하심이라 주의 행사가 기이함을 내 영혼이 잘 아나이다. 내가 은밀한 데서 지음을 받고 땅의 깊은 곳에서 기이하게 지음을 받은 때에 나의 형체가 주의 앞에 숨기우지 못하였나이다."(시139:13-15)

우리는 진흙의 성분과 생기의 성분을 분석해서 인간의 신비를 밝힐 수는 없다. 다만 하나님이 생명을 지으신 신묘막측하심에 놀라울 뿐이다. 그런데 더욱 놀라운 사실은 인간이 이처럼 신비로운 생명체이지만 사람이 생명을 가진 생령이 된 과정을 보면 너무나 단순하게 디자인이 되어서 창조되었다는 사실이다. 즉 그 질료는 진흙과 생기였으며 모양은 하나님의 형상이다.

현대 미학에서는 질료와 형식(모양)은 서로 불가분의 관계에 있다. 즉 형식은 질료를 결정하고 질료는 형식을 결정한다는 것이다. 질료와 형식이 따로 떨어져 있는 관계가 아니라 서로 밀접한 관계이며 서로의 존재성을 결정하는 상호관계라는 사실이다. 아무리 내용과 질료가 좋아도 그것을 구성하고 나타내는 형상인 형식이 없다면 그 내용과 질료는 아무런 존재적 가치가 없을 것이다. 반대로 아무리 멋있는 구성과 형식과 틀이 있다 하더라도 그 형식을 채울 수 있는 내용과 질료가 없다면 그 형식은 무의미할 것이다. 따라서 질료와 형상은 떼어낼 수 없는 불가분의 관계이며 서로를 묶어주는 존재들이다. 마치 한 폭의 그림에 내용과 형식이 함께 녹아있는 것과 같다. 그런데 서양철학사에서는 질료보다 형상(형식)을 더 선험적인 것으로 보고 있다 이는 플라톤의 이데아론에서 만들어진 진 이성주의의 우월성에서 빚어진 것으로 그의 제자 아리스토텔레스의 힐레(질료)와 에이도스(형상)의 이분법적인 인식관에서 더욱 두드러지게 나타나고 있다. 그리고 이런 모든 이분법적인 인식관은 헬라인에게 영향을 미쳤으며 유대와 히브리인의 사유에도 이분법적 인식관을 심어주었다.

아무튼 인간이 진흙과 하나님의 생기인 질료로 만들어 졌지만 하나님의 형상을 띄지 않았다면 생령이 될 수가 없었을 것이다. 하나님의 형상 또한 진흙과 생기인 질료가 없었다면 하나님의 형상 또한 공허했을 것이다. 하나님의 형상은 진흙과 생기로 빚어진 인간의 생령을 통해 그 존재성이 구체적으로 드러났으며 질료인 진흙과 생기는 하나님의 형상을 통해서 비로소 그 존재의 가치를 드러나게 되었다.

생명에는 어느 것이 먼저고 어느 것이 우선되고 중요함이 없다. 함께 만나서 이루어지는 신비만이 있을 뿐이다.

만약 어느 하나를 부정하고 소외시키고 차선으로 둔다면 생명은 온전하여지지 않는다. 왜냐하면 생명에는 차별이 없기 때문이다. 이것이 생명을 이루는 최고의 신비이다. 어떻게 하나님의 형상과 생기가 질료인 진흙 속에 머물 수가 있었으며 하나님이 인간의 몸으로 성육신할 수 있었을까? 이는 생명이 가지는 신비 중의 신비이며 기적 중의 기적이며 시편기자의 말대로 신묘막측한 사건이다. 그런데 더욱 놀랍고 감사한 것은 하나님의 신성인 형상과 생기가 진흙인 질료 속에 하향되어 머물 때 비로소 인간이 하나님의 형상을 닮은 생령이 되어 하나님을 예배하고 하나님의 의를 이루어 가는 상향의 믿음을 가진 사람이 되었다는 사실이다. 이것이 하나님이 우리를 창조하시고 생명을 준 이유이다.

따라서 생명은 하향의 사랑과 상향의 믿음, 그리고 상향과 하향이 만나 이루고자 하는 소망에 의해 이루어지는 것이다. 따라서 사랑은 하향되는 하나님의 속성이고 믿음은 상향되는 인간의 의지와 이성의 속성이며, 소망은 사랑과 믿음이 만나 이루어 가는 지향점으로 하나님의 마음과 인간의 마음이 함께 어우러진 것을 말한다.

생명의 반대는 죽음이다. 죽음은 상향에너지와 하향에너지의 분리를 말한다. 곧 질료와 형상의 분리를 말하며 진흙과 생기의 분리며 사랑과 믿음의 분리이다. 생명은 만남에서 시작된다. 만남은 모든 창조의 시작이다. 흙과 하나님의 생기가 만나고 질료와 형상이 만나며 사랑과 믿음이 만나고 음과 양이 만나고 남자와 여자가 만나 한 몸을 이루어 생명을 이룬다. 생명의 만남은 어느 누구도 인위적으로 나눌 수 없다.

죽음은 분리를 말한다. 그리고 막힘을 말한다. 진흙과 생기가 분리되며 질료와 형상, 사랑과 믿음, 음과 양, 남자와 여자, 하나님과 우리의 관계가 단절됨을 말한다.

하나님을 떠난 인간도 죽음이지만 인간을 떠난 신도 죽음이다.

몸은 만남의 장소이다. 몸에는 하나님의 생기와 진흙이 있다. 그리고 질료와 형상이 음과 양이 사랑과 믿음이 공존하는 소망이 있다. 그래서 생명과 몸이 있는 한 소망이 있다. 그러면 언제 죽음이 일어날까? 죽음은 분리요 단절이며 막힘이다. 이는 몸을 이루는 상대적인 기운이 교감되지 않고 흩어짐을 말한다. 모든 생명은 상대적인 기운으로 이루어지며 그 기운이 모이는 곳은 반드시 형상을 이룬다. 그리고 그 형상은 질료와 내용에 따라 결정되며 질료와 내용 또한 형식과 형상에 따라 결정되기 때문에 질료와 형상은 분리할 수 없는 관계이다. 그리고 모든 생명은 형상을 이루고 있는데 이 형상은 생물학에서 말하는 막(membrane)과 동일하다.

생물학에서 막은 모든 생명의 성격과 속성을 나타내는 특징을 가지고 있으며 타 생명계와 소통 교감하는 채널로 생명을 존속하게 하는 힘을 말한다. 몸을 이루고 있는 60여 개 조에 이르는 많은 세포들은 모두 일정한 막으로 이루어져 있으며 그 막을 통해 체액의 이온들이 서로 출입하며 체액의 일정한 농도를 유지하여 생명을 이룬다. 그리고 그 60여 개 조의 세포들이 군을 이루어 각 장부의 기관이 되고 그 기관이 모여 몸을 이룬다. 그리고 그 몸을 이룬 형상 곧 피부라고 하는 몸의 막은 지구의 외피를 둘러싼 대기층과 함께 소통을 이루며 일정한 몸의 항상성을 이루며 땀과 소변 대변의 출입을 통해 몸의 생명을 유지한다. 그래서 우리가 생각하는 피부는 단순히 살갗을 의미하기보다 인체의 생명을 유지하고 외계와 소통 출입 교감하는 채널로 보며 이를 통해 장부의 각 기관들이 움직이고 유기적인 관계를 가질 수 있다.

따라서 몸은 만남의 장소이며 소통과 교감의 마당이다. 만약 몸의 장(場)에서 두 상대적인 기운이 만나지 못하고 소통되지 못하고 교감되지 못한다면 몸은 더 이상 몸일 수 가 없다. 그것은 육신일 뿐이며 진흙일 뿐이다. 그리고 죽음이며 질병의 상태이다. 죽음은 두 상대적인 기운이 만나지 못하고 소통되지 못하고 교감되지 못하는 것을 의미한다.

내 몸에서 하나님의 생기를 발현하지 못한다면 그것은 죽음이다. 내 몸에서 상향의 믿음이 없다면 마찬가지로 그것은 죽음이다. 죽음 또는 질병은 단순히 몸의 기능을 더 수행할 수 없는 상태를 말하는 것이 아니다. 이는 하나님과 나와 막혀 있는 관계(혹은 이웃과 나)를 말하며 단절을 말한다. 막힘은 죽음이며 질병의 현상이다.

몸은 신성과 인성이 공존하는 장소이다. 곧 몸은 신(神)이 거주하는 성소이다. 하나님은 거룩한 장소를 찾는다.

"마음이 청결한 자는 복이 있나니 저희가 하나님을 볼 것임이요."
(마5:8)

마음이 청결하고 몸이 거룩한 자 만이 하나님을 볼 수 있다. 신(하나님, 성령)이 떠나는 것은 성전이 이미 성전의 구실을 못하고, 신의 거룩성을 담지 못할 때(상실할 때) 신은 떠난다. 몸이 거룩하다는 것은 어떤 뜻일까? 우리의 몸이 곧 성전임을 말하고 우리의 삶 자체가 곧 몸임을 말하고 있는 것이다. 따라서 "너희 몸을 하나님이 기뻐하시는 거룩한 산제사로 드리라"는 말은 우리의 실천적인 삶을 말하며 몸의 정결성을 의미한다.

" 하나님이여 내 속에 정한 마음을 창조하시고 내 안에 정직한 영을 새롭게 하소서 나를 주 앞에서 쫓아내지 마시며 주의 성신을 내게서 거두지 마소서."(시51:10-11)

이 구절은 다윗이 밧세바와 동침한 후 회개하며 하나님께 드리는 시이다. 정직한 영이 새롭게 되며 성령이 내 안에 있으려면 나의 영혼과 몸이 먼저 정결해야 한다. 몸은 영(마음)과 육으로 이루어져 있기 때문에 영과 육이 함께 정결해야 한다. 따라서 죽음과 질병으로부터 생명과 건강을 회복하려면 먼저 우리 몸이 정결함을 입어야 한다.

성경은 죽음과 질병이 죄로부터 온 것으로 보고 있다. 그래서 예수님의 치유법은 회개를 통한 죄사함과 영(마음)의 작용인 상향의 믿음의 회복을 통해 죽음과 질병을 치유하였다. 생기가 흙과 한 몸이 된 것처럼, 하나님이 사람으로 육화 된 것처럼, 우리의 몸도 말씀으로 육화 되어 믿음으로 살아갈 때 온전한 생명을 누릴 수 있으며 치유의 기적이 일어날 수 있다. 따라서 생명의 시작은 아래로 하향하는 하나님의 사랑과 그 하나님의 사랑을 받아들이고 내 안에 깃든 신성을 온전히 발현하는 상향의 믿음이 있을 때 비롯된다.

성경은 치료의 근원이 하나님에게 있다고 다음과 같이 전한다.

"나는 너희를 치료하는 여호와니라."(출. 15:26)

"그가 채찍에 맞음으로 우리가 나음을 입었도다."(이사야. 53:5)

그렇다면 예수님의 치유법은 어떤 것이었을까? 성경에 나타난 예수님의 치유사역을 살펴보면 다음과 같다.

이 구절에는 바디매오의 질병을 간절한 마음(소망)과 바디매오의 영적 상태(예수님에 대한 온전한 믿음)를 예수님은 이미 알고 있었다. 즉 예수님은 질병을 치유할 수 있는 믿음이 바디매오에게 있음을 확인했기 때문에 "가라 네 믿음이 너를 구원하였도다" 라고 하였던 것이다.

이 구절에서 우리는 예수님에게 전적으로 의뢰하고 의탁하는 간절한 마음을 엿볼 수 있다. 특히 '무엇을 하실 수 있거든' 이라는 말에서 우리는 환자의 절박한 심정을 읽을 수 있다. 그러나 여기서 예수님은 외부적 도움의 손길 대신 그 사람에게 심어져 있는 연약한 믿음의 씨앗을 통해서 치유될 수 있는 가능성을 말씀해 주신다. 바로 '할 수 있거든이 무슨 말이냐 믿는 자에게는 능치 못할 일이 없느니라.' 의 구절이다.

"예수님의 겉 옷깃을 만졌다. 딸아 안심하라 네 믿음이 너를 구원하였도다."(마태9:22, 혈우병여자의 예)

이 구절에서도 혈루병 여자의 겸손과 간절한 마음(소망)이 예수님의 겉 옷깃만이라도 만지면 나을 수 있다는 구절에서 역력히 실려 있음을 우리는 읽을 수 있다. 그리고 예수님은 그 여자의 영적 상태를 알고 있었다. 그리고 '딸아 안심하라 네 믿음이 너를 구원하였도다.' 하고 위로해 주신다.

"내가 이 일을 능히 할 줄 믿느냐. 주여 그러하오이다. 저희 눈을 만

지시며 가라사대 너희 믿음대로 되라."(마태9:29, 소경의 예)

"주여 원하시면 저를 깨끗게 하실 수 있나이다. 내가 원하노니 깨끗함을 받으라."(마태8:1-4, 문둥병의 예)

이 구절에도 하나님의 주권을 온전히 인정하는 겸손한 마음과 영적 믿음의 상태가 내재되어 있음을 구절에서 엿볼 수 있다.

"무리 때문에 메고 들어갈 길을 얻지 못 .. 지붕에 올라 가 기와를 벗.. 병자를 침상채 무리 가운데로 예수 앞에 달아 내.. 예수께서 저희 믿음을 보시고 ..이 사람아 네 죄 사함을 받았느니라."(누가5:18-20, 중풍환자의 예)

이 구절에도 치료받고자 하는 간절한 마음과 실천, 그리고 주께서 확실히 치료를 하신다는 믿음이 내재되어 있음을 볼 수 있다.

예수님의 치유 방법의 특징은 환자가 외부적 수단과 방법에 의존해서 치유하지 않고 자신에게 내재되어 있는 믿음의 씨앗의 발현을 통해 치유하는 것이다. 즉 요즘의 외과적 치료방법이나 약방문에 의존한 것이 아니라는 말씀이다. 오히려 외과적 치료방법이나 약방문에 의존하는 것을 부정한다.

　마가9:14-29 귀신들린아이(간질병)를 치료하시는 예수님의 말씀 중에서 "할 수 있거든이 무슨 말이냐 믿는 자에게는 능치 못할 일이 없느니라. "If you can? said jesus Everything is possible for him who believes" 여기서 할 수 있거든 이라는 문맥은 인간이 동원할 수 있는 모든 인위적인 방법을 말하며 외과적 치료방법이나 약방문에 의존하는 것으로 믿음에 반하는 것을 말한다.

　따라서 예수님은 외부적인 인위 방법을 피하시고 우리에게 내재된 믿음의 신성을 온전히 발현시킴으로서 치유되는 것을 보여주신 것이다. 그리고 놀라운 사실은 이 치유의 효과는 예수님의 신적 파워에 있는 것이 아니라 믿음을 갈망하고 소망하며 치유되기를 갈급하는 심령에서 나오며 그 심령이 온전히 예수님을 의뢰할 때 가능했다는 것이다. 즉 내 몸 안에 치유의 모든 가능성이 내재되어 있으며 그 가능성을 예수님이 우리의 심령의 상태를 분별하고 끄집어 발현시키신 것이다. 그래서 예수님이 "네 믿음이 너를 구원하였다"라고 말씀하신 것이다. 이 구절은 만약 우리 안에 믿음의 상향에너지가 없다면 아무리 예수님이 우리에게 이적과 기적을 행하셔도 아무런 치유효과 나타나지 않는다는 것을 역으로 말씀하시는 것이다. 이것은 오늘날 심신의학의 한계와 앞으로 어떻게 치유해야 될 것인지 그 방향과 방법을 제시하여 주는 것이라고 생각한다.

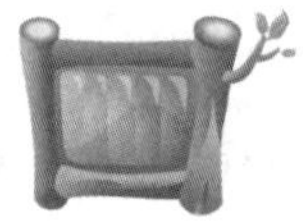

제4장. 성경의 음식치유론

성경은 우리에게 먹을 것과 먹지 말 것을 분명하게 구분하여 제시하고 있다. 결론지어 말하면 성경은 육식 대신 곡물과 야채를 위주로 먹으라고 말한다. 육식은 피를 덥게 한다. 즉 피를 탁하게 만든다. 피가 탁하면 성인병의 모든 원인이 된다. 신약에 와서 예수님의 음식 치유론은 무엇을 먹을 것인가, 무엇을 마실 것인가에 초점을 두지 않는다. 네가 무엇을 마시든, 먹든 주의 영광이 될 수 있도록 권면하고 다. 주의 영광이 무엇인가? 이웃사랑이다. 이웃사랑의 실천은 '일용할 양식'으로 집약된다. '일용할 양식' 이외의 것은 다시 사회로 환원되어야 하다는 것이 일용할 양식의 본원적인 의미이다.

오늘날 우리 사회는 물질적 풍요를 누리고 있다. 한편 지구 저편에서는 기아로 오늘도 어린 생명이 하루에도 수백 명이 죽어가고 있다. 분배에도 문제가 있지만 더 소유하고자하는 욕심이 더 근원적인 문제이다. 오늘날 성인병을 비롯한 각종 당뇨, 고혈압, 동맥경화, 심장병은 물질의 풍요와 욕심에서 출발한다. 예수님의 '일용양식'의 의미는 오늘 우리들에게 '소박한 밥상'을 요구하시는 것과 같다. 그 나머지 잉여물은 다시 이웃들에게 돌리는 것이 마땅하다.

성경에서의 음식치유는 구약에서 다음과 같이 시작한다.

"여호와 하나님이 그 사람에게 명하여 가라사대 동산 각종 나무의 실과는 네가 임의로 먹되 선악을 알게 하는 나무의 실과는 먹지 말라 네가 먹는 날에는 정녕 죽으리라 하시니라." (창2장 16-17)

하나님이 인간에게 최초로 명령하신 것은 임의로 먹을 수 있는 것과 먹을 수 없는 것을 말씀하신 것이다. 또한 인간의 최초의 죄악도 먹지 못하도록 명령한 것을 먹은 것에서 출발한다. 그러면 먹는 것이 무엇이기에 인류의 죄는 하필 먹는 것에서부터 시작이 된 것일까? 먹는다는 것은 욕구충족의 생리적인 현상이다.

모든 생명계는 '먹는다'는 생리적 대사로 생명을 움직이고 유지한다. 그리고 그 먹는 대사과정이 동식물계에 모두 다르게 나타나지만 에너지가 섭취되고 배출하는 순환의 과정으로서 '먹는다'는 조건은 벗어날 수 없는 것이 생명계의 법칙이다. 그리고 보다 근원적이고 거시적으로 본다면 '먹는다'는 생물학적인 행위는 모든 동식물계들이 서로 유기적인 관계를 가지며 소통하는 채널의 과정이라고 볼 수 있다.

오늘 나를 나답게 하고 생명을 유지하고 기른 것은 내 힘이 아니요 이름 없이 빛도 없이 스스로 자라다가 스스로 스러지는 이 땅의 풀뿌리를 섭취하고 하늘을 호흡하여 에너지를 섭취 배출한 대사작용에 기인한 것이다. 모든 생명계는 그 계에 적합한 생존방식이 있다. 그 생존방식은 오랜 세월과 시행착오를 거쳐 형성된 것으로 자신의 생명과 종족을 유지 보존하고자하는 방식으로 진화되었다. 만약 그 종(種)이 자신에게 적합한 환경과 생존방식에서 벗어난다면 그 계는 존립할 수 없을 것이다.

거대한 공룡과 바퀴벌레는 생존연대가 비슷하다. 그러나 바퀴벌레는 오늘도 우리의 안방을 넘나들며 새끼들을 번성시키고 있지만 공룡은 이 지구상에서 없어진지 오래되었다. 결국 그 계가 자신에게 적합한 환경과 생존방식에서 벗어났을 때 그 계는 존립할 수 없는 것을 보여주는 사례일 것이다.

그렇다면 인간에게 허락한 환경과 식품은 무엇인가? 하나님은 우리를 창조하시고 생명을 낼 때는 먼저 우리의 생명이 유지되고 살아갈 수 있도록 가장 적합한 환경과 생존방식을 설정하여 주셨다. 우리가 그 환경과 생존방식을 잘 지켜나간다면 우리의 생명은 지금보다 오래 영원히 살 수 있었을 것이다. 그러나 하나님이 주신 그 자연환경과 생존방식에서 이탈한다면 공룡이 멸절한 것처럼 인간도 에덴의 동산인 이 땅에서 존립할 수 없을 것이다. 하나님이 우리에게 허용한 가장 적합한 환경은 하나님의 창조 사역인 첫째 날부터 다섯째 날까지 잘 나타나고 있다. 그리고 하나님 스스로 창조하신 그 사역의 결과가 얼마나 흡족하셨는지 "보시기에 좋았더라"고 말씀하였다. 그리고 인간에게 생존할 수 있는 생존방식으로서의 식물을 주셨는데 그 것은 다름 아닌 씨 맺는 모든 채소와 씨가진 열매 맺는 모든 나무를 식물로 주셨다.

"하나님이 가라사대 땅은 풀과 씨 맺는 채소와 각기 종류대로 씨가진 열매 맺는 과목을 내라 하시매 그대로 되어 땅이 풀과 각기 종류대로 씨 맺는 채소와 각기 종류대로 씨가진 열매 맺는 나무를 내니 하나님의 보시기에 좋았더라. 저녁이 되며 아침이 되니 이는 셋째 날이니라." (창1장11절)

"하나님이 가라사대 내가 온 지면의 씨 맺는 모든 채소와 씨가진 열매 맺는 모든 나무를 너희에게 주노니 너희 식물이 되리라." (창1장

29절)

하나님은 인간에게 동산에 있는 각종 나무의 실과는 마음대로 먹되, 선악을 알게 하는 나무의 실과는 먹지 말라고 하였다. 그리고 먹는 날에는 필히 죽는다고 말씀했다. 왜 하나님은 먹지 말라고 금지조항을 붙였을까? 만약 금지조항을 붙이지 않았다면 죄도 죽음도 없을 것인데 말이다. 그러나 하나님의 금지 조항은 인간의 생존 방식에 유용하기 때문에 설정하였다. 금지조항은 욕망의 절제를 의미한다. 그리고 타생명계의 생존방식을 존중하는 것이다. 욕망은 지나침이며 이는 상대방의 생존방식을 침범함으로서 생기는 것이다. 채워지지 않는 것이 욕망의 본질이다. 아무리 그 욕망을 채우려고 노력하면 할수록 더욱 커지는 것이 욕망이다. 어느덧 욕구가 충족되면 마음은 천리만리 더 멀리 달아나 더 많은 욕망을 불러일으키기 때문이다.

따라서 욕망은 채워지지 않는 것이다. 욕망을 계속 따라가다 보면 갈증만이 더할 것이다. 그렇다면 욕망과 갈증을 벗어날 수 있는 방법은 무엇일까? 욕망은 미래의 시간을 전제로 한다. 만약 미래가 없다면, 내일이 없다면 욕망은 사라진다. 오늘 지금 바로 내가 죽는다고 한다면 내일 일을 걱정하고 그것을 이루려고 하는 욕망은 생기지 않을 것이다. 따라서 욕망은 미래를 떨쳐버릴 때 사라진다. 모든 욕망은 미래에 마음을 두는 것을 말한다.

예수님은 죄의 근원인 욕망이 미래에 있음을 보고 오늘 현재의 일에만 충실할 것을 말씀하신다.

내일 일을 염려하지 말라는 것은 마치 비전과 소망이 없는 것처럼 보일지도 모른다. 그러나 여기서 말씀하시는 것은 헛된 생각과 염려로 오늘 우리에게 주신 새날을 그르치지 말고 최선을 다해서 살라는 말씀이다. 최선을 다해서 살아가는 사람에게는 염려할 시간도 없다. 염려와 근심은 오늘을 최선으로 살지 못하는 게으른 사람에게 나타나는 현상이다. 하나님이 주신 오늘이라는 새날을 최선을 다해서 살아갈 때 내일은 소망과 비전으로 나타날 것이다. 욕망의 근원은 먹는 것과 관계한다. 하나님이 인간에게 처음으로 금지한 조항이 바로 먹지 말라 한 것이다. 먹는 것은 모든 욕망의 근원이며 이 욕망이 절제를 지키지 못할 때는 죄를 낳기 때문이다.

가장 비근한 예로 무언가 일이 풀리지 않고 스트레스가 쌓이고 욕구충족이 안될 때는 먹는 것으로 대신 욕구 충족을 시키거나 화풀이를 하는 경우가 있을 것이다. 무언가 충족이 안 되고 비어있을 때 끊임없이 채우고자하는 욕구가 생기게 되는데 이것이 바로 식욕으로 나타나게 된 것이다. 생후 1년 미만인 아기들의 경우 모든 스트레스와 욕구충족이 모두 입으로 몰려 있어 모든 물건과 발과 손을 입으로 빠는 것을 보면 욕망과 식욕은 매우 밀접한 관계가 있음을 본다. 오늘 인간 사회를 형성하는 정치 경제 사회 교육 문화의 근원적인 뿌리는 '식욕'에 있음을 부정할 수 없다. 사회 각 계에 퍼진 모든 부정과 비리는 결국 절제하지 못한 '식욕'의 욕망의 표출한 결과일 뿐이다.

예수님이 우리에게 가르쳐 주신 주기도문 중에서 "오늘 우리에게 일용할 양식을 주옵시고" 라는 구절이 있다. 일용할 양식은 그날 먹을 수 있는 양식을 말한다. 내일 양식까지 미리 준비하여 달라고 기도하지 않았다. 공중의 날아가는 새와 들의 백합화나 들풀은 무엇을 먹을까 무엇을 입을까 염려하지 않으며 미리 그것을 창고에 모아들이지도 않는다. 오직 인간만이 내일 양식까지 모아두려는 욕심이 있다. 그래서 예수님은 무엇을 먹고 무엇을 입고하는 걱정과 염려는 이방인들이 구하는 것이라 말씀하였다.

염려와 걱정은 욕망 때문에 생긴다. 더 소유하고자하는 이기심이 염려와 걱정을 하게 한다. 그래서 예수님은 죄의 근원인 욕망을 없애려 일용할 양식을 구할 것을 말씀하신 것이다. 곧 절제와 양보와 소박한 생활을 강조한 것이다. 현대 자본의의 최대 죄악은 분배의 불균형에 있다. 인간의 이기심과 경쟁을 통해 양육강식의 생존방식을 이용한 욕망의 최대분출을 목적으로 한 것이 자본주의의 핵심이다. 오늘 우리가 자본주의 사회에 살고 있지만 자본주의가 가져다주는 물질적 편리성 이면에는 이웃의 소외와 굶주림이 함께 공존한다는 사실을 깨닫고 이웃과 더불어 살아가는 공동체의 아름다움인 나눔과 배품을 생활화하는 것이 신앙인의 생활일 것이다. 그 생활의 상징적인 표현이 '일용할 양식'이다. '일용할 양식'의 의미는 나눔과 배품이다. 이를 위해서는 자신의 욕망을 최대한 절제시키는 것이 무엇보다도 중요하다. 따라서 욕망을 극대화시키는 것이 자본주의의 핵심이라면 '일용할 양식'은 욕망을 최저화 하는 무소유의 삶이다.

현대인의 이름 모를 질병은 무소유의 삶에서 일탈하여 욕망을 극대화시키는 사회구조에서 생기는 염려와 걱정에서 비롯되는 질병이다. 질병을 치료하기 위해서 마음을 비우고 자신의 에고를 비우고 이웃을 섬기며 전체를 위하는 마음이 없이 자신의 욕망을 채우는 방향에서 모든 치료의 방법을 동원한다면 그 환자의 예후는 부정저일 수 밖에 없다.

예수님의 일용할 양식의 모범은 구약에서도 나타나는데 구약의 하나님도 이스라엘 백성에게 일용할 양식을 강조한다.

"때에 여호와께서 모세에게 이르시되 보라 내가 너희를 위하여 하늘에서 양식을 비 같이 내리리니 백성이 나가서 일용할 것을 날마다 거둘 것이라 이같이 하여 그들이 나의 율법을 준행하나 아니하나 내가 시험하리라."(출16:4)

"그들이 모세의 말을 청종치 아니하고 더러는 아침까지 두었더니 벌레가 생기고 냄새가 난지라 모세가 그들에게 노하니라."(출16:20)

하나님은 백성에게 일용할 양식을 날마다 거둘 것을 명하지만 인간의 욕심은 일용할 양식을 넘어 미래의 것까지 취하고 저장을 해둔다. 결국 나타나는 현상은 벌레가 생기고 부패하여 냄새가 난다. 오늘 우리사회의 모든 부정부패와 비리는 '일용할 양식'을 일탈한 욕심에서 비롯된다.

따라서 인간의 근원적인 죄의 출발은 바로 욕심에서 비롯된다. 먹는 다는 의미를 무엇인가 외부의 것을 자기 안으로 내부로 자꾸 쌓아 놓는 것을 의미한다. 더욱 더 많이 쌓아두기 위해 이웃과 경쟁하게 되고 싸워야하고 시기와 질투와 이기심이 발동하게 되지요 이런 감정들은 뷘 뿐만 아니라 이웃까지 병들게 한다.

오늘 우리 사회의 썩어 문드러진 부정부패의 사건들은 누구의 잘못을 가리기 전에 너나 할 것 없이 '일용할 양식'을 벗어나 내일의 양식까지 축적한 욕심을 가진 모든 사람들이 짊어져야 할 책임이다. 결국 오늘의 부정부패의 근절은 한 사람의 책임을 묻기 전에 모든 국민들의 의식과 생활이 '일용할 양식'에 근거한 절제와 나눔의 생활에 있다. 이 운동은 예수님의 후예들인 신앙인들이 해야 할 일이다.

하나님의 명령을 일탈한 후 인간의 수명이 짧아졌다. 하나님의 명령을 일탈한 인간은 자연과 환경 그리고 생존의 법칙을 무시하고 욕심에 근거한 식생활과 육식생활로 수명이 짧아지게 되었다. 아담은 930세에 죽었으며 셋은 912세, 에노스는 905세, 게난은 910세, 마할라렐은 895세, 야렛은 962세, 므두셀라는 969세, 라멕은 777세 노아는 950세에 죽었다. 인간이 하나님의 명령을 일탈하기 전의 환경과 식생활은 생명이 영원하도록 설계해 놓으셨다. 노아의 홍수 전 평균 수명은 912세였다. 그러나 노아 홍수 후 환경과 식생활이 완전히 바뀌었다. 하늘의 큰 깊음의 샘들이 터지며 하늘의 창들이 열려 사십 주야에 걸쳐 비가 내렸다 그리고 온 땅이 물에 일백오십일을 잠겼다. 땅위의 모든 생물은 노아의 방주 안에 들어있는 생명을 제외하곤 모두 죽었다. 따라서 세상이 쓸어버림을 당한 후 임시방편으로 하나님은 노아에게 산 동물을 식물로 먹을 수 있도록 허락 받았다.(창9:3-4 참조)

그러나 육식을 하는 데에는 조건적 위생법칙(레11:1-20)과 엄격한 건강생활의 법칙이 지켜져야 했다.(레3:17, 17:10, 11참조). "너희가 고기를 먹되 피와 기름은 먹지 말라"고 하였다. 그러나 하나님의 말씀과 건강 법칙을 어기고 고기를 피째 먹기 시작하면서부터 생명력은 급속히 나약해지고 전염성 질병이 많아져서 홍수 후의 인간 수명은 평균 317세로 급속히 줄어들었다. 그리고 다윗왕 시대에 이르러서는 인간 수명이 70-80세가 되었다.(시90:10참조)

부절제한 식생활 습관을 통하여 인간의 범죄와 질병과 고통은 점점 증가하게 되었고 품성은 폭력적이 되었으며 도덕적으로 타락한 세

상이 되었다. 육류는 하나님이 허락한 조건부 비상식품이다. 모든 피
가 있는 생명은 그 생명이 끊어질 때 모든 혈관을 통해 포트마인이라
는 사독물질을 분비한다. 이 물질이 우리의 인성과 혈을 탁하게 하여
사람으로 하여금 각종 질병과 심성이 폭력성으로 변하게 한다. 따라
서 하나님은 육식을 하되 기름과 피는 먹지 못하게 하였으며 육식도
여러 가지 조건을 붙여 분별해서 먹도록 하였다.

“너희는 내게 거룩한 사람이 될찌니, 들에서 짐승에게 찢긴 것의 고
기를 먹지 말고 개에게 던질찌니라.”(출22:31)

“이스라엘 자손에게 고하여 이르라 너희는 소나 양이나 염소의 기름
을 먹지 말 것이요 스스로 죽은 것의 기름이나 짐승에게 찢긴 것의
기름은 달리는 쓰려니와 결단코 먹지 말찌니라.”(레7:23-24)

“너희는 기름과 피를 먹지 말라 이는 너희 모든 처소에서 대대로 영
원한 규례니라.”(레3:17)

현대인의 정신분열과 이와 유사한 각종 정신질환과 동맥경화 심근

경색, 고지혈증, 경화류와 대사성 질환은 모두 육류 문화에서 온 것으로 밝혀졌다. 특히 인간의 몸의 항상성을 유지하는 인체의 체액은 약 알칼리성 ph7.45를 유지하는데 육식을 하게 되면 체액의 농도인 수소이온농도의 균형이 파괴되어 체액의 산성화가 일어나며 여기에서 모든 만성병과 성인병이 시작된다.

육류는 혈액의 산성화와 질병에 깊이 관계가 있다. 특히 돼지고기 닭고기는 중풍과 깊은 관계가 있으며 계란은 간질과 안질, 사시 산만증을 유발하고 커피는 간장장애와 시력감퇴를, 우유는 비염 및 어린이 감기와 면역기능을 감소시키며 항생제, 최유호몬제, 성장홀몬제는 백혈병을 신경안정제 각종 예방백신은 정신박약아 기형아 고혈압, 심장병을 유발시키는 것이 이제는 상식으로 전해져 내려오고 있다.

구약에서는 육류가 하나님이 인간에게 진노의 재앙을 내리는 방법으로 사용될 정도로 육류의 폐해를 설명하고 있다.

"하루나 이틀이나 닷새나 열흘이나 이십일만 먹을 뿐 아니라 코에서 넘쳐서 싫어하기까지 일개월간을 먹게 하시리니 이는 너희가 너희 중에 거하시는 여호와를 멸시하고 그 앞에서 울며 이르기를 우리가 어찌하여 애굽에서 나왔던고 함이라 하라. 고기가 아직 이 사이에 우리가 육식을 하더라도 하나님이 정하여준 규례와 법칙에 따라 절제를 한다면 육류의 폐해성은 어느 정도 예방할 수 있을 것이라고 생각한다. 특히 하나님이 정하여준 생존방식인 씨 맺는 채소와 씨가 진 열매 맺는 식물을 균형 있게 먹는다면 인간의 수명과 건강은 더욱 좋아졌을 것이다.

치아의 구조는 그 동물이 어떤 환경과 생존방식으로 살았으며 그리고 어떻게 섭생하고 살아가야 올바른 것인지 알아 볼 수 있는 생존방식의 지도이다. 하나님은 인간을 창조하실 때 사람의 치아를 모두 32개로 만들었다. 그 중 어금니는 위에 10개 아래에 10개 총 20개로 둥근 낟알과 구근을 맷돌질하듯 으깨어 먹을 수 있는 구조이며 식물과 야채를 끊고 씹을 수 있는 앞니 즉 절치는 위에 4개 아래에 4개 총 8개로 되어있으며 고기를 먹을 수 있도록 날카롭게 발달된 송곳니 즉 견치는 위에 2개 아래에 2개 총4개로 이루어져 있다. 하나님이 디자인해 놓은 치아의 비례와 구조대로 음식을 섭취한다면 씨가진 열매

맺는 콩과류와 낟알인 곡류는 70%, 씨맺는 채소인 야채는 20%, 비상
식품인 생선과 육류는 10%의 비율로 섭취를 했을 때 가장 이상적인
하나님의 창조법칙에 맞을 것이다.

　현대인의 질병은 음식의 불균형과 섭생의 부조화에서 오는 사례를
많이 보아 왔다. 그러나 근원적인 문제는 본인의 삶 전체에서 절제하
지 못하는 욕망과 탐욕이 마음을 어지럽게 하고 성정의 희노애락을
과도하게 부려서 오는 질병이 더욱 고질적인 문제이다. 이는 육류 보
다 더한 질병을 초래하는 것을 보았다. 우리가 어떤 음식을 먹더라도
마음을 지키고 즐거운 마음으로 먹는다면 독사의 독을 마실지라도 해
를 입지 않는다고 예수님은 말씀했다. 눈에 보이는 것으로 나의 건강
을 찾을 것이 아니라 내 마음의 내면을 살펴 마음의 중심이 어디에 있
는지 먼저 마음을 지키는 것이 아방궁의 고량진미와 빙기옥골이 따라
오지 못할 것이다.

“여간 채소를 먹으며 서로 사랑하는 것이 살진 소를 먹으며 서로 미
워하는 것 보다 나으니라.”(잠15:16)

"마음의 즐거움은 얼굴을 빛나게 하여도 마음의 근심은 심령을 상하게 하느니라."(잠15:13)

"눈의 밝은 것은 마음을 기쁘게 하고 좋은 기별은 뼈를 윤택하게 하느니라."(잠15:30)

"여호와를 경외하며 악을 떠날찌어다. 이것이네 몸에 양약이 되어 네 골수로 윤택하게 하리라."(잠3:7-8)

"마음의 즐거움은 양약이라도 심령의 근심은 뼈로 마르게 하느니라."(잠17:22)

"종들을 열흘 동안 시험하여 채식을 주어 먹게 하고 물을 주어 마시게 한 후에 당신 앞에서 우리의 얼굴과 왕의 진미를 먹는 소년들의 얼굴을 비교하여 보아서…. 열흘을 시험하더니 열흘 후에 그들의 얼굴이 더욱 아름답고 살이 더욱 윤택하여 왕의 진미를 먹는 모든 소년보다 나아 보인지라."(다니엘1:12-15)

사람이 하나님의 말씀을 순종하고 하나님이 명한 생존방식을 이탈하지 않았다면 이 땅에는 어떤 질병도 없었을 것이다. 마음을 잘못 지켜 그 마음이 욕심과 탐욕이 될 때 질병을 일으킨다. 육류보다는 채식을 하는 것이 여러모로 보나 성경적이며 건강한 생활로 가는 길임을 알 수 있다. 그리고 체질에 맞는 음식을 섭취하여 건강관리에 신경을 쓰는 것도 도움이 된다.

그러나 신앙인이 지녀야할 식생활의 기준은 예수님이 말씀하신 '일용할 양식'의 소박하고 절제된 삶의 방식에 있으며 이웃의 아픔을 나의 아픔으로 느끼며 함께 행복과 고통을 나누는 균형 잡힌 삶에 있을 것이다. 이것이 우리의 생명을 기를 것이며 여기에 진정한 마음의 즐거움이 생겨 우리의 심령을 더욱 풍족케 할 것이다.

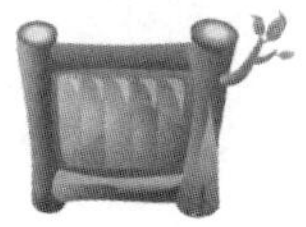

| 부록 |

| 부록 |

사상변증 및 임상에서 근거한 체질장부생리의 특성

〈소음인-소화 기능이 저하되고 신장 기능이 항진되는 유형〉

1) 미각이 발달하여 마실 줄 모르는 술도 등급을 가릴 정도로 맛에 예민하다.

2) 급·만성을 막론하고 병이 생기면 제일 먼저 소화기능에 이상이 오고 식욕이 떨어질 만큼 음식의 소화력이 건강을 좌우하며, 평소 위가 약한 편이라 먹는 양이 적어 야윈 편이며 피부는 부드럽고 매끄러우며, 기분에 따라 식욕과 소화도 좌우된다.

3) 성욕이 왕성한 편에 비해 성교 후 피로감과 체력소모가 심하다.

4) 대변이 굳고 하루 이틀 건너면 건강한 상태이며 묽거나 설사하면 건강에 이상이 있는 상태이다.

5) 더운 음식과 단 것을 즐기며 닭, 꿀, 엿, 마늘, 생선류를 좋아하며, 조금만 과식해도 잘 체하는 편이며 신 과일, 찬 음식, 보리밥, 돼지

고기, 냉면, 수박 등을 먹으면 속이 불편해지고 위통과 설사를 하는 편이고 한번설사를 하면 4-5회 거듭한다.

6) 방광의 앉은 자세가 웅장하고 가슴둘레를 싸고 있는 형세가 외롭고 약하다.

7) 얼굴이 대체로 작은 편이고 이목구비가 또렷하다

8) 신장이 큰 특징의 영향으로 엉덩이가 큰 편에 속하는 사람이 많고 뼈가 굵게 형성되어 통뼈를 이루는 경향이 있다.

9) 하체가 튼튼하고 상체는 약한 편이다.

10) 피부는 연약하고 부드럽고 매끈한 편에 속하고 평소에 땀을 잘 흘리지 않는다. 몸이 허약해지면 도한이 나며 몸아 차가와 지고 힘이 쭉 빠진다.

11) 손·발이 차가운 경우가 많고 추위를 많이 타는 편이다.

12) 소화력의 부족으로 음식을 꼭꼭 씹으면서 천천히 먹고 음식의 양도 큰 편은 아니다.

13) 비위의 소화분해력이 약하므로 잘 체하는 경향이 있다.

14) 설사를 하게 되면 아랫배가 얼음장처럼 차갑게 된다.

15) 신장의 과도한 흡인력으로 몹시 피곤할 때는 눈이 심하게 들어가는 경향이 있다.

16) 양기 부족으로 말을 하다가 가끔 한숨을 쉬거나 평소에 호흡 중
   무심코 한숨을 쉬는 경향이 많다.

17) 설사가 그치지 않으면 배꼽 밑이 반드시 얼음처럼 차가워진다.

18) 항시 본능적으로 불안정한 마음이 있다.

19) 수족이 떨리는 증세가 있다.

20) 일반적으로 신장이 크므로 소변을 잘 참고 소변을 다른 사람보다
   횟수가 적게 누는 경향이 있다.

21) 대체로 물을 많이 마시지 않는 편이다.

22) 보통 성품이 조용하고 내성적이며 잘 참고 자기 마음을 표현해
   드러내는 데 약하다.

23) 걸을 때 어떤 사람은 고개를 잘 숙이곤 하는 경향이 있다.

24) 몸이 좋지 않을 때는 말하는 것을 싫어하고 목이 쉽게 잠기게 된다.

25) 한자리에 오래 앉아 있어도 싫증을 내지 않고 집(거처)에 있기를
   좋아하며 바깥에 나가 사람들과 활달하게 교제하는 사교성은 뒤
   떨어지고 소홀히 한다.

26) 뜻 맞는 사람들끼리만 잘 어울려 이야기하는 경향이 있고 낯선
   사람과는 쉽게 어울리지 못한다.

27) 높은 것을 숭상하고 낮은 것을 깔보고 멸시하는 마음이 있다.

28) 좋아했다 싫어했다 하는 감정의 변화가 심하게 일어난다.(금방 기뻐하다가 이내 우울해지고 하는 감정의 기복이 심하다.)

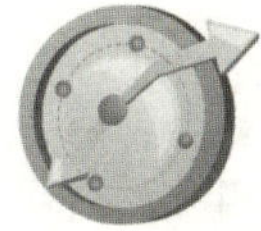

1) 후각이 발달하여 냄새를 잘 맡는다.

2) 술도 폭음하고 커피도 즐기는 편이며 무엇이든 잘 먹으며 신음식과 얼큰한 음식을 즐긴다.

3) 남자는 정력이 좋은 편이나 때론 조루증, 유정이 있고 여자는 월경량이 많고 갱년기부터 정기 출혈이 잦아 자궁적출 수술을 받는 경우가 많다.

4) 건강할 땐 땀을 많이 흘리고 대변이 순조롭지만 대체로 신문, 잡지를 들고 화장실에 가는 버릇이 있다.

5) 8시간이상 수면을 취해도 머리가 무겁고 전신이 나른하며 주로 몸 윗부분(머리, 목뒤, 뒤통수, 양어깨 등)이 뻐근하고 댕기는 느낌과 잘 아프고 꿈이 잦고 깜짝깜짝 잘 놀란다.

6) 헛배가 부르고 냄새 없는 큰 방귀를 자주 뀌며, 한번 체하면 숨도 못 쉴 정도로 심한 위독 상태에 빠진다.

7) 눈에 피로를 자주 느끼며 약간의 찬 바람에도 재채기와 콧물을 흘리며 잔기침과 헛기침을 자주하며 사람이 많은 곳에 가면 두통을 느낀다.

8) 기왕증으로 만성콧병, 폐렴, 기관지염, 백일해, 맹장염, 늑막염, 폐결핵, 협심증, 만성변비, 만성피부염, 갑상선질환, 담석증, 노이로제, 고·저혈압, 당뇨병, 좌골신경통, 심장병, 각종출혈성 질환 등을 앓는 경우가 많다.

9) 태음인의 체형과 기상은 허리둘레의 서 있는 자세가 웅장하고 목덜미의 일어난 형세가 외롭고 약하다.

10) 어깨와 얼굴에 위엄이 있어 보이고 턱이 발달된 사람이 많다.

11) 피부가 거칠거칠하고 모공이 열려 땀을 잘 흘린다.

12) 소장과 간의 빨아당기는 힘으로 영양소를 과다하게 흡수하여 아랫배가 나오고 살집이 많다.

13) 전체적으로 과묵하고 무게가 있어 보이고 의젓하다는 말을 듣는다.

14) 폐가 약하여 운동신경이 둔하고 동작이 민첩하거나 빠르지 못하며 행동이 느린 편이다. 일을 몇 번 생각한 후에 처리하는 편이다.

15) 청력이 약하고 사무에 과단성이 부족해 과감하게 결단을 내리는 것이 약하다. 따라서 우유부단하게 흐르기 쉽고 마음을 좀처럼 결정하지 못해 시기를 놓치는 때가 많다.

16) 성격이 고요하고 얼굴 피부가 두꺼우므로 표정변화가 잘 드러나지 않으며, 속에 있는 것도 잘 내색하지 않는다. 따라서 성질이 무

뚝뚝하고 마음을 잘 드러내지 않기 때문에 비사교적으로 보이기
쉽다.

17) 받는 것에는 잘 받으나 막상 주는 것에는 인색한 욕심이 있다.

18) 고집이 강해 융통성이 없을 때가 많아 황소고집이라는 말을 들을
때가 많다. 흔히 곰같은 성품이라는 말을 듣는다.

19) 지위를 탐내는 마음이 있고 무리를 이끌고 나가는 통솔력도 있다.

20) 계산적인 능력이 뛰어나 지나치게 자기에게 득이 되는지 실이
되는지를 따져 살피는 경향이 있다. 따라서 음흉한 성격이 되기
쉽다.

21) 거처(집)에 능하고 즐거움(樂)을 소중히 여기는 경향이 있고, 음식
에 대한 욕심도 많아 지나치게 많이 먹는 경우가 많다. 즉 식탐이
있다.

22) 태음인은 감기 중에도 소음인처럼 찬물에 대한 기피 현상이 심하
지 않다.

23) 간에서 열이 많아 식사할 때 땀을 많이 흘린다.

24) 간에서 열이 지나치게 일어나면 게으르게 되고 마음이 안일에 빠
져 능력 있는 사람을 시기하고 자신의 편함만을 추구한다.

25) 게으르게 되면 의로움을 상실하게 되어 수치를 모르고 염치가 없

게 된다.

26) 간이 발달해 주량이 세다.

27) 지나치게 즐거움을 추구하고 재물에 대한 욕심이 많은 경향이
있다.

28) 일을 벌이면 끝까지 꾸준하게 하여 이루는 인내력과 지구력이
있다.

29) 심장에 문제가 생기는 경우가 많은데 흡입하는 힘이 강하고 내뿜
는 힘이 약하기 때문에 인체의 탁기를 충분히 배출시키지 못하므
로 피가 탁하다.

30) 간이 큰 특징으로 혈해(血海)가 발달하므로 피가 풍부하다. 그러
나 병적 상태일 때는 열이 발생해 진액과 피가 메말라 버린다.

31) 일반적으로 소화기 계통도 강하고 간이 큰 연고로 음식을 가리지
않고 잘 먹고 과식하는 편이다.

32) 가슴이 뛰고 울렁거리는 증세가 있다. 또 태음인은 눈초리가 위
로 끌어 당겨지는 증세가 있다. 그리고 눈망울이 아픈 증세가 태
음인에게는 있지만 소음인에게는 없다.

33) 태음인은 학질에 걸려 오한이 나는 속에서도 냉수를 마실 수 있
고, 소음인은 이런 경우에 냉수를 마시지 못한다.

34) 태음인은 살이 거칠거칠하고 소음인은 살이 부드럽다.

35) 태음인은 언제나 겁내는 마음이 있다. 겁내는 마음이 두려워하는
마음에 이른다면 큰 병이 생겨서 가슴이 두근두근거리는 정충증(
怔忡證)이 있다.

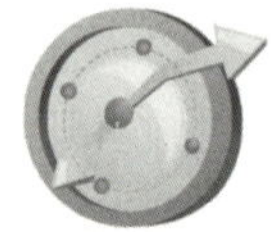

〈소양인-신장 및 내분비기능이 기능저하로 나타나고 소화 기능이 항진되는 사람〉

1) 시각이 발달하여 관찰력이 뛰어나 한번 길도 쉽게 찾는다.

2) 남녀불문하고 40대부터 성생활에 무심해지는 경향이 많으며 허리
가 자주 아프고 정력이 부족하며 앞가슴이 답답한 것이 특징이다.

3) 건강상태가 좋을 때는 대변이 순하고 잘 통한다.

4) 피로할 때는 등과 허리가 자주 아프고 다리가 무겁게 느껴지고 조
금 피로해도 소변색이 노랗고 양도 적게 나온다

5) 변비가 있을 때는 답답하고 번열감을 느낀다.

6) 갈증이 심하여 수시로 찬물을 마시며 성질이 찬 음식을 좋아한다.
(상추, 배추, 오이, 미나리, 전복, 굴, 참외, 녹두, 돼지고기)

7) 봄, 여름에는 식사량도 줄고 쉬 피로를 느끼며 가을, 겨울엔 식사
도 늘고 건강도 좋아진다.

8) 대체로 초저녁잠이 많다.

9) 여자인 경우 대체로 월경 량이 적고 40전에 폐경이 많다.

10) 가슴둘레를 싸고 있는 형세가 웅장하고 방광의 앉은 자세가 외롭
고 약하다.

11) 상체가 건장하고 하체가 허약하며 가슴이 충실하고 발이 가볍다.

12) 운동신경이 발달하여 동작이 민첩하고 빠르다.

13) 근육(힘줄 계통)이 발달해 있고 또 어깨가 넓은 사람이 많다.

14) 눈이 발달해 눈에 힘이 있다.

15) 비위에 열이 많으므로 몸이 뜨겁고 찬물을 무척 즐기는 경향이 있다.

16) 비위가 강하므로 음식 소화를 잘 시킨다. 따라서 밥도 많이 씹지 않고 급하게 먹는 경향이 있다.

17) 사무에 능하므로 일 처리가 빠르다. 그 대신 치밀하고 꼼꼼함이 부족하여 뭔가 빠뜨리고 또 엉성하게 되는 수가 많다.

18) 한 가지 일에 끈기 있게 매달려 성사시키는 힘이 부족해 여러 가지 일을 한꺼번에 잘 벌이지만 끝까지 마무리 짓는 경우가 적다.

19) 신장이 작고, 신장이 지(志)를 담당하고 있기 때문에 완결점으로 통일시키는 힘이 부족하다. 이것을 잠시 하다가 다시 딴 것을 하고 하는 마음이 있으므로 용두사미가 되기 쉽다는 뜻이다.

20) 신장의 수기(水氣)가 결핍되면 사리를 분별하는 능력이 부족하게 되어 경박해지기 쉽다.

21) 마음이 급하고 뜻대로 일이 되지 않으면 화를 잘 낸다.

22) 비장의 화(火)가 발달하므로 눈치가 빠르고 비밀을 묻어 두지 못하고 잘 떠벌이기 쉽다.

23) 마음이 잘 들뜨므로 충동적이고 쉽게 흥분해 자기감정을 노출시키므로 자제력이 부족한 경우가 많다.

24) 성격이 외향적이라 바깥(교우)을 소중히 하고 안(거처)을 소홀히 하기 쉬워 가정에 신경을 잘 쓰지 않는 경향이 있다.

25) 외면만 좋아하고 내면을 소홀히 하기 쉽다. 따라서 겉만 번지레하고 매사에 실속이 없다는 말을 듣기 쉽다. 또 화려하고 사치하는 허영심이 많고 언행에 과대 포장하는 경우가 많다.

26) 대단히 외향적이고 또 낯선 사람과도 얼굴을 가리지 않고 서슴없이 이야기하고 잘 사귀는 경향이 있다.

27) 교우 관계의 범위가 넓어 사람을 잘 가리지 않고 쉽게 사귀지만, 대신 깊고 충실하게 사귀지 못하고 겉으로 대충 사귀는 경향도 있다.

28) 한군데 가만히 진득하게 있지를 못하고 돌아다니기를 좋아한다. 그러므로 쉬는 날도 집안에 가만히 있지를 못하고 바깥으로 나가 돌아다니거나 일을 만들어 하는 경향이 있다. 즉 소양인은 바깥에서 사업(일)을 흥하게 하려는 본능적 심리가 있다.

29) 어떤 상황에 있어 분위기 파악을 못하여 잘못 나서는 경향과 깊이 생각함이 없이 경솔하게 말을 뱉어버리는 경우가 많다. 즉 마음보다 말이 먼저 튀어나오는 경향이 있다.

30) 다른 체질보다 더 공격적이고 경거망동하기 쉽고 자극에 먼저 흥분하는 성향을 가지고 있다.

31) 남이 하는 일이 느리고 답답하게 여겨져 자기가 빨리 일을 해 버리는 경우가 많다.

32) 소양인이 대변불통이 되면 가슴이 마치 뜨거운 불덩이처럼 된다.

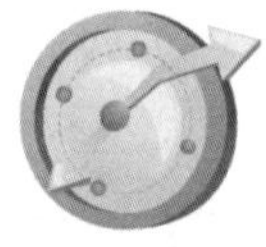

<태양인-간장이 기능저하로 나타나고 폐기능이 항진되는 사람>

1) 청약이 발달하여 한번들은 노래도 잘 기억하지만 병이 나면 양약, 한약 모두 효과를 잘 보지 못한다.

2) 건강상태가 좋을 때는 소변 량이 많고 힘차게 나오고 대변은 묽은 편이나 병적인 상태가 되면 변을 보지 못하고 며칠씩 건너뛴다.

3) 피로, 수면부족일 경우 온 몸의 피부가 가렵고 따가운 감을 느낌.

4) 건강이 좋지 않을 때는 등 전체에 통증을 느끼고 소변 량이 줄고 머리가 무겁고 다리에 힘이 빠진다.

5) 8시간이상 수면을 취해야 정상적인 활동을 할 수 있고 조금만 피로해도 못이기는 편이고 눈이 침침해 지며 잠이 온다.

6) 식성은 고기와 기름지고 자극성 있는 음식을 싫어하며 담백하고 신선한 채소를 좋아한다.

7) 육식 후에는 몸이 불같이 뜨거워지는 열감을 느낄 때가 많고 소화가 안돼 오래 고생하다가 토하고 나면 곧 편해진다.

8) 화학조미료를 먹으면 잠이 오지 않거나 가렵고 두드러기가 돋는다.

9) 기왕증으로 소화불량이나 눈병이 흔하고 더운 여름에 손발이 시린 경우가 있고 하지가 저리고 아파서 보행이 힘든 경우가 있다.

10) 목덜미의 일어난 기세가 웅장하고 허리두레의 서있는 자세가 외
    롭고 약하다.

11) 성질이 소통을 잘하며 과단성이 있다.

12) 여자의 경우 건장하고 충실하기는 하나 간이 작고 옆구리가 좁아
    서 자궁이 넓지 못하므로 임신하여 출산하는 일이 드물다.

13) 코의 흡입력이 부족해 피가 부족해지기 쉽고 대단히 급박한 마음
    이 있다.

14) 사무에 결단성이 있고 용맹하고 전진하기만 좋아하는 급한 성질
    이 있다.

15) 말을 직선적으로 내뱉고 어떤 일을 하는 데 계책(방략)이 가장 발
    달해 있다

16) 혼자 어떤 일을 하기를 좋아해 독창적이고 창의적인 면이 사상체
    질 중 가장 강하다.

17) 교제에 능하지만 무리(당여)를 이루는 데 소홀히 하기 쉽다.

18) 성품이 직선적이고 곧아 부드러운 면이 부족해지기 쉽다.

19) 자기를 꾸짖고 바로잡는 힘이 강하고 장점이 발휘될 때는 공적인
    일에 능하며 대단히 청렴하게 된다.

20) 집단 속에서 고독하게 보이는 성격적 특징이 있고 지나치게 슬퍼

하는 본성이 있다.

21) 인내심이 부족하고 너무 높은 것만 추구하는 경향이 있으며, 과대 망상과 자아도취적인 성향이 있다.

22) 교우 관계의 마음의 범위는 소양인처럼 넓지 못하지만 사람들과 의 소통에 가장 능하다.

23) 기름진 음식을 싫어하고 담백한 채소 종류를 좋아하는 경향이 있 으며 또 눈에 광채가 난다.

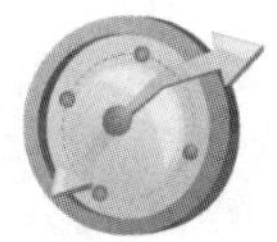

※ 표 1), 표 2)는 Jon Kabat-Zinn(1990), Full Catastrophe Living에서 인용한다.

표1) 스트레스 반응회로

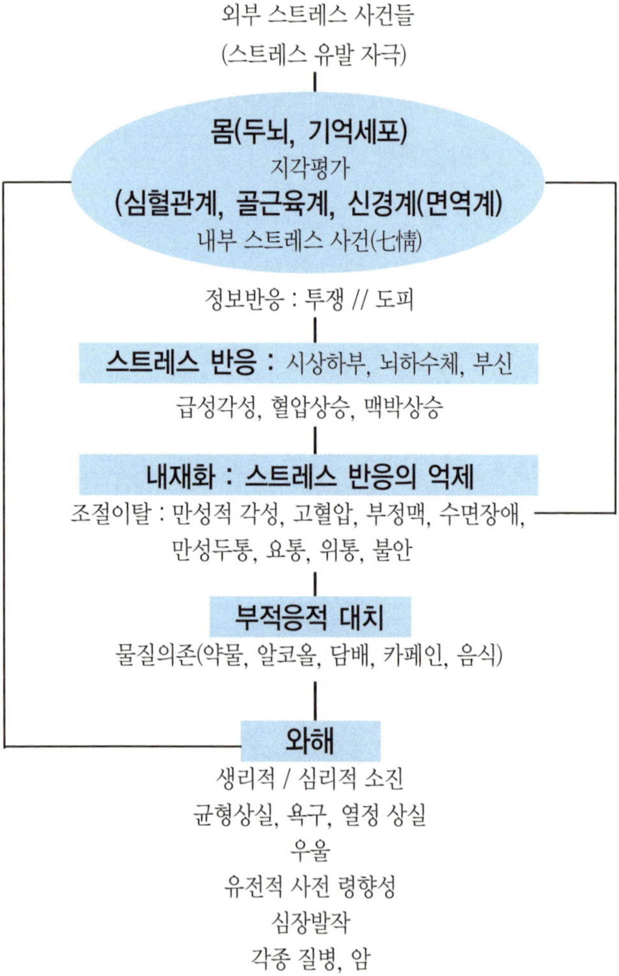

표2) 스트레스 대처하기 대응 대 반응회로

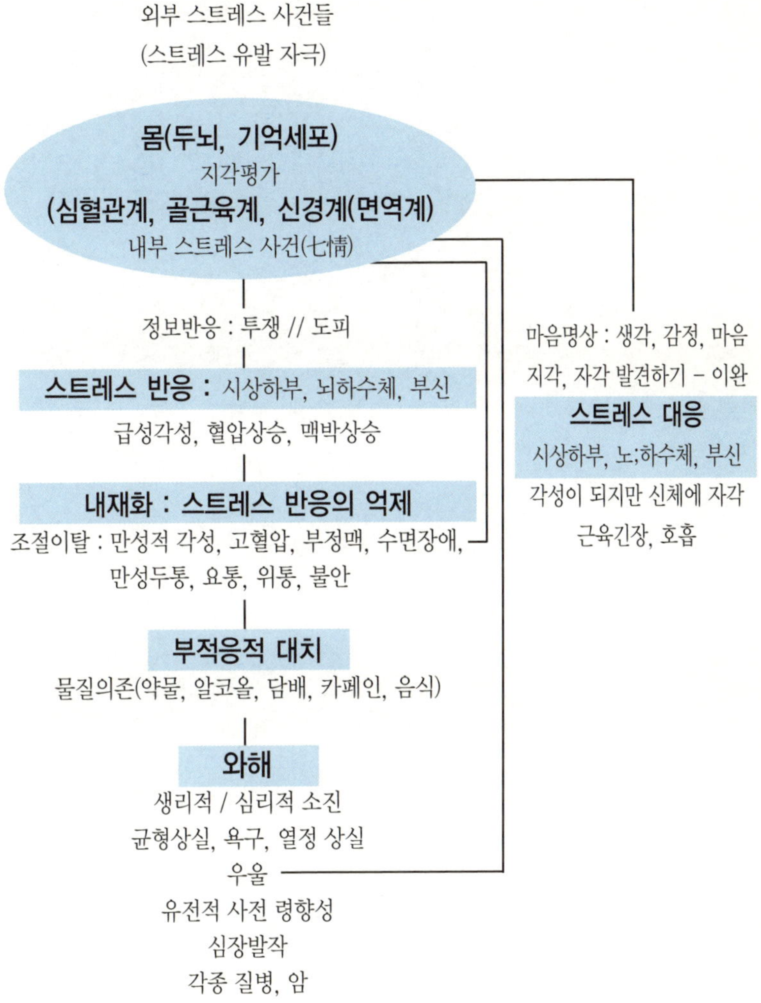

외부 스트레스 사건들
(스트레스 유발 자극)

몸(두뇌, 기억세포)
지각평가
(심혈관계, 골근육계, 신경계(면역계))
내부 스트레스 사건(七情)

정보반응 : 투쟁 // 도피

스트레스 반응 : 시상하부, 뇌하수체, 부신
급성각성, 혈압상승, 맥박상승

내재화 : 스트레스 반응의 억제
조절이탈 : 만성적 각성, 고혈압, 부정맥, 수면장애,
만성두통, 요통, 위통, 불안

부적응적 대치
물질의존(약물, 알코올, 담배, 카페인, 음식)

와해
생리적 / 심리적 소진
균형상실, 욕구, 열정 상실
우울
유전적 사전 령향성
심장발작
각종 질병, 암

마음명상 : 생각, 감정, 마음
지각, 자각 발견하기 – 이완
스트레스 대응
시상하부, 노;하수체, 부신
각성이 되지만 신체에 자각
근육긴장, 호흡